SOMMAIRE

Mot de l'auteur

Je m'appelle Pillay marie elda, j'ai 33 ans et j'habite à la REUNION. J'ai écrit ce livre avec la volonté d'aider les personnes à s'en sortir dans les dépenses et surtout comment gérer leurs problèmes financiers.

Avec le contexte économique actuel la délocalisation, l'augmentation, licenciements, l'augmentation du chômage. Je me suis dit qu'il y avait certainement plusieurs personnes peut être actuellement face à des problèmes d'argent et qui sont à la recherche de toutes solutions et conseils qui pourraient leur permettre de payer moins et d'économiser leur argent, de gagner de l'argent pour leur faire augmenter l'achats de dépenser moins et de consommer plus.

J'ai alors voulu mettre tout simplement toute ma connaissance et divers services de ces personnes afin de les aider de leur redonner confiance et de meilleur goût de vivre !

Avez-vous envie d'économiser des centaines, voir des milliers d'euros ?
Vous en avez assez des montants de vos factures et vous souhaitez les faire dramatiquement baisser ? En avez-vous assez des fins de mois difficile ? Souhaitez vous avoir plus d'argent dans vos poches à la fin du mois ?
Vous êtes au bon endroit ! Que ce soit pour le dépenser ou pour l'économiser, le placer ou vous débarrasser de ses dettes, nous avons tous besoin de plus d'argent.

L'objectif de ce livre est de vous aider à réduire vos dépenses courantes et diminuer vos factures de toutes natures. Qu'il s'agisse de faire des économies sur votre facture d'électricité ou de téléphone, de renouveler votre ordinateur à moindre coût de réaliser les meilleures affaires en achetant sur Internet, de voyager moins cher ou encore de payer moins d'assurance, vous trouverez dans ce livre une mine d'informations qui vous aideront à réaliser des économies et augmenter votre pouvoir d'achat, sans changer votre style de vie.

Vous trouverez dans ce livre une multitude d'idées et de méthode qui va vous permettre d'avoir plus d'argent disponible, sans changer votre style de vie, sans vous priver et sans être contraint à prendre un deuxième emploi.

Vous allez aussi pouvoir devenir un consommateur plus avisé et mieux éduqué ce qui vous évitera d'être parfois abusé par certaines entreprises.

A condition d'y consacrer un minimum de temps et d'agir, vous allez enfin pouvoir économiser sans vous serrer la ceinture et parfois même consommer plus en dépensant moins.

A défaut de ne pas pouvoir obtenir une augmentation de salaire de votre employeur ou de votre pension de retraite, vous allez pouvoir en quelque sorte vous en créer une vous-même.

PILLAY marie elda

POUR MIEUX Gérer votre argent

Pourquoi avez-vous l'impression que l'argent file, sans parvenir à l'investir dans ce qui est le plus utile ou dans ce qui vous ferait vraiment plaisir ? Peut-être parce que vous n'avez pas adopté la bonne méthode : établir un budget et le suivre.

Vous n'avez jamais à faire des économies ? L'argent vous file entre les doigts, vous êtes déjà à découvert le 15 du mois, les agios vous coûtent une fortune, et le moindre imprévu, une contravention, une panne de voiture, le chauffe eau qui lâche, vous empêche de dormir la nuit ? Tout cela alors que vous avez l'impression de surveiller continuellement vos dépenses.
Le remède existe, et il est gratuit : vous devez établir un budget prévisionnel, pour identifier ce qui vous fait déraper, distinguer les dépenses utiles de celles qui sont superflues et rétablir la situation en déterminant vos priorités.
Cette méthode peut aussi vous sauver si vous avez été confronté à un problème de surendettement et devez aujourd'hui gérer un budget très serré. Elle vous aidera, même si vous êtes plus cigale que fourmi, si vous souhaitez économiser pour acheter dans cinq ans votre maison, partir dans deux ans avec les enfants faire le tour du monde en bateau. Enfin, vous l'apprécierez si vous avez tout simplement envie que l'argent, si difficile à gagner, soit employé plus rationnellement, au lieu de disparaître sans que vous sachiez trop comment.
Bref, tout le monde a intérêt à établir un budget prévisionnel pour savoir où l'argent va, puis à tenir régulièrement le compte exact de ses dépenses et de ses recettes, pour s'assurer qu'il tient bien le cap. Vous verrez ainsi tout de suite si vous risquez d'être à découvert à la fin du mois, si vous avez ou non les moyens de partir à l'étrange l'été prochain ou d'acheter une nouvelle télévision. Vous ne serez plus effaré au moment de payer votre taxe d'habitation ou l'assurance, car vous aurez prévu cette dépense. Et vous saurez combien il est possible, au maximum, d'épargner chaque mois. Au départ, il faut prendre une petite heure sur son temps libre pour tout mettre à plat. Puis, chaque semaine, accepter d'y consacrer une demi-heure, avec l'habitude, cela va plus vite qu'on ne le pense.

Le budget prévisionnel pas à pas

Pour établir un budget prévisionnel, vous devez d'abord répertorier toutes les ressources dont vous disposez et les dépenses à supporter mois par mois au cours de l'année. Du côté des recettes, vous comptabiliserez, par exemple, votre salaire (sans tenir compte des rentrées aléatoires, mais en intégrant éventuellement votre 13è mois) ou vos pensions de retraite, mais aussi les allocations familiales, les aides diverses dont vous bénéficiez (logement...), les bourses que vous recevez pour les enfants, les revenus de vos placements.

Même principe du côté des dépenses. Pour certaines (EDF, impôts, loyer...), il vous suffit de reprendre les factures de l'année précédente en les majorant de 3 à 10% pour tenir compte des augmentations de tarifs prévisibles. Pour les dépenses du quotidien, faites sans trop y penser, testez-vous pendant quelques semaines. Notez scrupuleusement tout ce que vous achetez (baguette, tabac, presse...) et estimez ainsi ce que cela représenter en moyenne chaque mois.

Hiérarchiser les dépenses

Classez toute vos dépenses par ordre de priorité.

- **D'abord viennent les charges fixes de votre loyer, celles auxquelles il vous est impossible d'échapper :**
- **Remboursement des prêts.**
- **Frais liés au logement (loyer, charges de copropriété, chauffage, électricité, gaz, eau, téléphone).**
- **Impôt sur le revenu, taxe d'habitation, taxe foncière, redevance télévision.**
- **Assurances (habitation, voiture, scolaire, décès...)**
- **Education des enfants (garderie, transports, frais de scolarité, cantine, livres, scolaires...).**

- **Puis chiffrez les dépenses courantes :**

- **Alimentation**
- **Hygiène et santé**
- **Entretien du logement**
- **Transports (essence, billets de métro).**
- **Loisirs (journaux, restaurants...), activités culturelles et sportives (cinéma, théâtre...), tabac, etc.**

- **Enfin viennent les dépenses occasionnelles :**

- **Equipement de la maison (décoration, électroménager...)**
- **Vacances**
- **Vêtements**
- **Petites réparations**

Les dépenses courantes et les dépenses occasionnelles sont celles sur lesquelles vous pouvez le plus facilement faire des économies quand votre budget ne tient pas la route
Trouver l'équilibre

Soustrayez le total de ces dépenses de vos ressources et vérifiez que vous arrivez au moins à équilibrer les deux où, mieux encore, à dégager un surplus, que vous épargnerez. Si vous parvenez presque tous les mois à faire des économies, vous pourrez y puiser lorsqu'il faudra boucler les périodes plus difficiles, où tombent les dépenses les plus lourdes. En revanche, si vous êtes toujours dans le rouge,il faut corriger le tir. Identifiez les postes qui peuvent être supprimés ou réduits, et freinez vos dépenses. Mais faites vous tout de même plaisir, si vous ne prévoyez pas quelques extras, la frustration s'accumulera et vous risquez de craquer. Comme pour ces régimes minceur trop stricts et vite abandonnés.

Gérer sa trésorerie

Une astuce simple vous aidera à mieux gérer votre trésorerie : apprenez à mensualiser vous-même les dépenses importantes. Par exemple, si votre assurance habitation coûte 120€ par an et si vous la réglez en une fois en janvier, mettez plutôt 10€ de côté chaque mois pour vous en acquitter sans souci le moment venu. Même principe pour l'assurance de la voiture, l'eau, les impôts (si vous n'êtes pas mensualisé) et les charges de copropriété (trimestrielles le plus souvent).
L'idéal est de placer les sommes correspondant à ces provisions pour charges sur un livret d'épargne pour que vous ne soyez pas tenté de les dépenser, qu'elles ne dorment pas sur votre compte et qu'elles vous rapportent des intérêts. Au départ, c'est un effort supplémentaire à consentir, puisque vous devrez en même temps acquitter, mois après mois, les dépenses réelles (la taxe d'habitation qui tombe, l'assurance à régler, la télévision qui rend l'âme) et les provisions destinées à lisser leur coût dans le temps. Mais, une fois passé le cap difficile (la première année), cela simplifie considérablement la vie.

Tenir le compte de ses dépenses

Avoir établi un budget prévisionnel est un progrès, mais cela ne sert à rien si vous y tenez pas. Il faudra donc vérifier que vous avez bien respecté le programme prévu. Pour cela, une seule solution : chaque mois, vous devez faire un récapitulatif détaillé de tout ce que vous avez dépensé, et le comparer ensuite à vos prévisions. Tenez au fur et à mesure le compte précis de vos dépenses, du petit café pris chaque matin avec vos collègues à la note du supermarché, en passant par le pain acheté en rentrant le soir, ou le resto improvisé en amoureux.

Comment procéder ? Soit vous inscrivez aussitôt chaque dépense dans un petit carnet, soit vous demandez systématiquement aux commerçants des tickets de caisse, que vous conserverez pour faire vos additions en fin de journée ou de semaine.

Ainsi, vous saurez précisément ce que vous avez dépensé et à quoi vous consacrez votre argent. Cela permet surtout de vérifier que vous ne dépassez pas le budget attribué à chaque poste et de corriger le tir tout de suite, si vous voyez que vous vous en éloignez.

Ne remettez pas toujours à plus tard ces comptes, plus vous attendrez, plus l'opération prendra du temps, car vous ne vous souviendrez plus des dépenses auxquelles se rapportent les tickets conservés. Enfin, corrigez votre budget prévisionnel du montant réel de vos dépenses, constatées après coup. Ainsi, vous établirez votre budget définitif réel, il vous servira de base de travail lorsqu'il s'agira de créer votre budget prévisionnel de l'année suivante.

Le compte en banque à ne pas oublier

Suivez régulièrement votre compte bancaire, même si aujourd'hui, de nombreuses banques proposent de connaître à tout moment son solde (et les dernières opérations effectuées) par téléphone ou Internet, vous fier ces indications n'est pas suffisant. Le solde annoncé peut être erronés si tous les chèques émis ou les prélèvements réguliers n'ont pas encore été débités. Il vaut donc mieux tenir votre propre comptabilité à jour, en déduisant de votre compte tous les retraits, paiements par carte, prélèvements. Ainsi, en le suivant attentivement, vous saurez tout de suite si une grosse dépense envisagée passera ou pas. Et, en cas de problème, vous pourrez faire virer à temps sur votre compte courant l'épargne que vous aurez réalisée, pour éviter découverts et agios ruineux.

FAIRE SES COURSES

Pour la plupart d'entre nous, les dépenses alimentaires constituent le 2ème poste des dépenses, après les dépenses de logement.

Il est donc indispensable, de prendre le temps de s'y attarder et d'y consacrer un peu de temps pour réduire ces dépenses.

Vous verrez ici, qu'il existe des moyens très simples et faciles, qui vont vous permettre de réduire sérieusement votre budget alimentaire et de dépenser beaucoup moins en faisant vos courses.

Pour réduire vos dépenses alimentaires, tout ce dont vous aurez besoin sera d'une meilleure organisation et d'un peu de planification.

En suivant mes conseils, vous pourrez économiser jusqu'à 40% sur vos dépenses alimentaires !

Voici quelques astuces qui vont vous aider à réduire votre budget alimentaire :

LA CUISINE DU MOIS

Passé du temps à faire ses courses mobilisent une grande partie de nos vies, souvent déjà bien chargée.

En conséquence, si on s'imagine gagner du temps en courant des allées des supermarchés et en attrapant les premiers produits à porter de main pour remplir son caddie. Hors, en agissant ainsi, on finit souvent par avoir une note extrêmement salée au passage en caisse et par consommer une nourriture répétitive et déséquilibrée !

Voici comment vous allez pouvoir facilement varier vos repas, économiser de l'argent et de l'énergie, en planifiant les choses à l'avance.

Le principe de la cuisine du mois consiste, après avoir fait le tour des produits restants dans le frigidaire et les placards de votre cuisine, à établir une liste de 30 repas, qui peuvent facilement se congeler. Cette liste de menus vous servira ensuite de base pour établir votre liste de courses et faire votre grande cuisine du mois. Par exemple, s'il vous faut 3 tomates pour 5 recettes, il vous faudra donc acheter 15 tomates.

Cette méthode vous permettra de bénéficier de certains tarifs avantageux pour des produits achetés en gros, vendus souvent sous forme de sachets, filets ou barquettes.

L'établissement de la liste de vos courses pourra vous prendre 2 heures en début de mois, mais une fois que ce travail est fait, vous n'aurez plus à le refaire.

Une fois la liste établie, vous pourrez également scanner toutes les offres de remboursements, bons ou tickets de réductions qui peuvent s'avérer intéressants.

Pour vous faciliter la tâche, l'idéal est de vous entendre avec une autre famille pour se diviser la tâche en faisant 15 repas chacun. Cela permet de varier encore plus les menus, et de gagner encore plus de temps.
Vous n'aurez ensuite plus qu'à étiqueter les plats avant de les mettre au congélateur.

Les avantages de cette méthode :

- Vous n'aurez plus à vous soucier de ce que vous allez faire à dîner le soir et vous ne ferez qu'un jour de grandes courses dans le mois.

- Le fait d'avoir tout planifier va vous aider à économiser sur vos dépenses du livreur de pizzas du coin si pratique pour les enfants quand rien n'a été prévu et d'avoir une alimentation mieux équilibrée.

- Pour les membres de la famille qui se demandent qu'est ce qu'on mange ce soir ? vous pourrez afficher la liste des plats étiquetés et congelés, à l'intérieur d'un placard de cuisine. Il vous suffira juste de s'y reporter et de rayer les plats consommés au fur et à mesure.

- Vous ne passerez plus inutilement votre temps à faire vos courses. Une nette diminution des bains de foule du supermarché du samedi !

- Lorsque vous faites votre liste et que vous vous y tenez, vous aurez moins tendance à vous laisser tenter par les produits superflus. Vous éviterez donc les extras lors du passage en caisse.

- Vous ferez moins de gaspillage (mais n'oubliez pas non plus de faire attention au date limite de consommation, indiquée sur les produits). Ayez tendance à ne pas prendre les produits directement à portée de mains mais ceux qui sont juste derrière, car ils auront des dates de conservation plus longues.

ECONOMISER SUR LE DEJEUNER

On oublie souvent d'évaluer le budget correspondant à nos dépenses de repas du midi.

En effet, en étant souvent pris au dépourvu, et pressé par le temps, les solutions de facilité s'imposent et l'on se tourne alors facilement vers les sandwichs du café du coin et les boissons aux distributeurs de son travail. Et sans s'en rendre compte on peut très vite se retrouver hors budget.

Je vous déconseille aussi d'acheter des plats préparé sous emballage, car ils sont chers et pas assez consistants pour tenir jusqu'au dîner. La plupart du temps, vous aurez encore faim 2 heures après, et alors gare à la boulangerie d'à côté.

Imaginez un calcul simple : 1 sandwich+1 coca+1 dessert se monte facilement à 9€, sans oublier la pause café de 16h au détour du distributeur de votre étape qui se chiffre facilement 2€. Cela vous fait une dépense de 55€ par semaine travaillé soit 220€/mois ! Sans compter l'effet de ce genre de nourriture sur votre santé.

Par contre, en cuisinant chez vous à l'avance, en suivant la méthode de la cuisine du mois, vous pourrez réaliser des économies substantielles, en profitant de bon petit plats à l'heure du déjeuner, tout en veillant à votre bonne santé.

Par ailleurs, sachez qu'il n'y a rien de mal à apporter votre déjeuner au travail si vous devez faire d'importantes économies. Ne soyez pas embarrassé face à vos collègues, et soyez en fier. Si quelqu'un vous demande pourquoi vous amenez vous repas au lieu de les achetez à l'extérieur, ne dites pas que vous n'avez pas les moyens mais dites plutôt je me suis en train de réduire mes dépenses car je veux dépenser plus sur des choses qui sont plus importantes.

Et qui sait ? Peut être que vous lancerez un nouveau mouvement et que vos collègues finiront par vous imiter pour avoir également une plus grande liberté financière.

OFFRES DE REMBOURSEMENTS, PRODUITS A PRIX REDUITS

Dans ce domaine, les occasions de faire des bonnes affaires sont multiples et les ressources sont nombreuses. L'idéal est de pouvoir les combiner lorsque vous faites vos courses.

Les offres de remboursement

Ces offres ont souvent lieu sur l'achat d'un produit nouveau, lancé par une marque et elles s'appliquent au 1er achat d'un produit.

Le principe est d'acheter le produit en supermarché, qui vous sera ensuite remboursé en adressant une preuve d'achat au fabricant du produit.

Il existe des sites qui sont spécialisés dans ce domaine qui vous indiqueront les produits qui bénéficient de ces offres et les endroits où les trouver. Je vous recommande particulièrement : http://www.madstef.com

Les bons de réductions

Ce sont des bons de réductions que vous pourrez trouvez le plus souvent dans : les journaux publicitaires des supermarchés, au dos des tickets de caisse d'un supermarché ou encore sur l'emballage d'un produit déjà acheté. Vous trouverez également un nombre important de réductions répertoriés sur le site http://www.madstef.com

La meilleure façon d'utiliser ces bons consiste à les utiliser uniquement pour des produits que vous achèteriez normalement. Sinon, vous risquez de dépenser plus, que d'économiser.

Il est également préférable de vous constituer un petit organiseur avec tous vos coupons qui vous permet de les classer par date d'expiration. Cela vous permettra également de les trouvez plus facilement quand vous en aurez besoin et donc de gagner du temps.

Lorsque vous faites vos courses, donnez immédiatement vos coupons à la caissière, au passage en caisse, avant qu'elle commence à faire l'enregistrement de vos courses. Ceci vous évitera d'oublier de vous en servir.

Les produits en plus et les achats en gros

Ceci concerne les offres du type : acheter 4 paquets de biscuits dont 1 gratuit ou gagner 10% de produit en plus sur cette lessive etc....

Ces offres sont très intéressantes lorsqu'elles sont pratiquées sur des produits non périssables ou de longue conservation.

Achetez des lots de shampoings avec ce type d'offre semble être une meilleure idée qu'acheter un sac de pommes en gros (à moins d'avoir planifier de faire des tartes au pommes et de les congeler)

Vous pouvez également profitez des offres de prix en gros sur la viande (car la viande coûte cher), à condition de les congeler par petites portions après les avoir envelopper dans du papier aluminium ou des sacs de congélations.

Achetez en gros permet normalement d'acheter une quantité de produit à un prix unitaire plus avantageux. Cependant, sachez qu'aujourd'hui, ça n'est plus forcément le cas. Vérifiez toujours le prix à l'unité, au litre et au kilo.

Vous pouvez donc économiser beaucoup d'euros en prenant l'habitude de vérifier et comparer le prix des produits mentionné à l'unité, sur les étiquettes des rayons.

Le tableau d'entrée et l'ascenseur de votre supermarché

Vous y trouverez parfois des offres promotionnelles affichées intéressantes.

Les produits à date d'expiration proche

Ceci concerne les produits frais, dans les rayons de produits frais, vous trouverez parfois des promotions pour cause de date de péremption proche. N'hésitez pas à les acheter pour les cuisiner le jour même ou lendemain ou à les congeler pour les utiliser plus tard.

RESPECTER VOTRE BUDGET

Il est extrêmement important de respecter votre budget quand vous faites vos courses. Qu'il s'agisse de tenir un journal des prix, de faire vos courses avec des espèces ou de planifier vos courses, plusieurs astuces peuvent vous aider à vous tenir à votre budget.

Faites vos courses seules

Oui, pour commencer : il est préférable de faire vos courses seul. En laissant les enfants à la maison, dans la mesure du possible, vous éviterez de céder à leurs caprices de confiseries ou de jouets superflus.

Utiliser les produits d'appels à votre avantage

Les produits d'appels sont des produits que les magasins vendent à prix très bas, de façon à vous attirer et à vous faire venir dans leur magasin. Ils espèrent bien sûr qu'en venant vous n'allez pas vous arrêter à ces produits mais que vous allez faire vos courses avec d'autres produits sur lesquels ils pourront alors se rattraper. Vous devez rester fort et résistez à toutes vos impulsions en vous tenant à votre liste de courses.

Planifier la liste de vos courses

En utilisant la méthode expliquée dans la cuisine du mois vous pourrez plus facilement respecter votre budget.

Prenez soin en établissant la liste de vos menus de ne pas planifier un menu avec beaucoup de viande. Sachez qu'une trop forte quantité de viande est néfaste à la santé et que la viande coûte cher. Prenez parfois à alterner vos menus avec des plats végétariens, vous trouverez sur l'Internet de nombreux sites qui vous proposent des recettes végétariennes, tels que : http://www.marmiton.org/selections/sel vegetarien.cfm

Ne faites pas vos courses l'estomac vide

Ne faites pas vos courses lorsque vous avez faim. Quand les gens ont faim, ils ont tendance à acheter plus et acheter de plus large quantité, alors pensez à faire vos courses l'estomac plein.

Etablissez un journal des prix

Faites une liste des prix des produits que vous achetez régulièrement (pain, sucre, lait, céréales, lessive, etc...) sur un support suffisamment petit pour qu'il puisse se glisser dans votre porte monnaie ou dans votre poche, lorsque vous faites vos courses.

De cette façon, lorsque vous verrez des offres promotionnelles en magasin ou que vous ferez vos courses normalement, marquez au crayon de papier le prix le plus bas que vous avez pu voir pour tous le produits figurant sur votre journal des prix. N'oubliez pas de changer les prix lorsque vous voyez un prix encore plus bas que celui que vous avez précédemment marqué.

De cette façon, vous serez absolument sûr de savoir si un prix est suffisamment bas pour acheter un produit ou si une promotion est vraiment réelle.

Idéalement, faites cet exercice pour les deux supermarchés les plus proches de chez vous de façon à acheter les produits aux plus bas prix (tout en conservant un même niveau de qualité) à l'endroit le plus intéressant lorsque vous faites vos courses en début de mois. Cet exercice vous prendra peut être une heure par magasin, mais cela en vaut largement l'économie.

Cet exercice vous permet peut être de prendre plus conscience des prix de certains articles. A titre d'exemple, il m'a permis d'observer que mon conjoint et moi ne faisons pas la même erreur en faisant initialement nos courses : lui avait initialement tendance à acheter les produits avec des emballages avec des belles photos du produit dessus, et moi à me gâter trop souvent de yaourtises élaborées.

Pensez à regarder les prix à l'unité, au kilo et au litre

Voici un petit exercice de calcul, qui vous fera gagner des centaines d'euros. Lorsque vous faites vos courses, pensez à regarder sur l'étiquette du prix du produit affiché sur le rayon : son prix à l'unité, au kilo ou au litre.

Ainsi, j'ai pu observer que dans une boite de même volume, certains fabricants mettront 375g de céréales riz et blé complet, alors que d'autre en mettront 750g du même type de céréales mais marque de distributeur, tout aussi bon. Pourtant, vu de l'extérieur on aurait pu penser que le premier paquet revenait moins cher si l'on avait pas comparé le prix au kilo.

Prenez des espèces pour payer vos courses

Faire vos courses en prenant des espèces au lieu de régler par carte bancaire est un excellent moyen de ne pas dépasser votre budget alimentaire.

Si besoin prenez une calculatrice avec vous pour vérifier le montant total de vos courses, avant de passer en caisse. Si vous réalisez alors, que vous avez dépassé le budget prévu pour ces courses, remettez certains articles sur les étagères et cherchez de meilleures affaires.

Cela vous permettra aussi d'éviter d'acheter des choses dont vous n'avez pas besoin et que vous n'avez pas les moyens d'acheter.

Evitez les pièges des supermarchés

Ne soyez pas dupe, les supermarchés sont des professionnels qui utilisent des techniques de professionnels pour vous faire dépenser un maximum d'argent. Voici la liste des pièges classiques à éviter :

Les têtes de gondoles

Cela correspond aux petits étages que vous trouvez en bout d'allée à l'intersection de deux rayons, vous y trouverez souvent une pile d'un même produit avec une grande affiche marqué promotion.
Ne supposez pas que ces articles sont effectivement vendus à prix intéressant sans l'avoir vérifier à l'intérieur du rayon, où vous trouverez habituellement ce produit. Ceci d'autant plus, sachant que les fabricants payent leurs distributeurs pour que ces derniers mettent leurs produits sur ces étalages.

Les rayonnages

N'hésitez pas à faire le tour complet des étagères des rayons, spécialement sur le haut et le bas des étagères. Il faut en effet savoir que les supermarchés ont développé des techniques visant à faire un maximum d'argent, en plaçant minutieusement les produits dans les rayons. Ainsi, vous trouverez les produits chers et à plus fortes marges à hauteur de vos yeux et à porter de vos mains.
N'hésitez donc pas à farfouillez sur le haut et le bas des étagères, c'est là que vous trouverez certainement les meilleurs prix et où vous ferez de meilleures affaires.

Détachez vous des marques

Vous trouverez dans les supermarchés trois types de marques : les produits de grande marque, les marques du distributeur et les marques premiers prix. Ce système permet au distributeur d'appliquer différents niveaux de prix. La plupart du temps, quand on juge ces produits, on les juges au nom de la marque et non par expérience de la marque. Donc, quand vous croyez acheter un produit de marque supérieure, vous assumez que le produit sera de meilleure qualité, ce n'est pas toujours le cas.

Je vous suggère d'essayer de changer de niveau de marque,c'est-à-dire d'essayer quelques produits de marques distributeurs si vous aviez l'habitude d'acheter des produits de grande marque, ou d'acheter plusieurs produits 1er prix si vous aviez l'habitude d'acheter des produits de marque de distributeur. L'idée n'est pas d'acheter un produit moins cher à tout pris, mais de découvrir un produit moins cher à qualité égale.

Faites le test et vous verrez que certains produits de marques inférieures peuvent êtes aussi bons. C'est normal puisque certains produits de grande marque sont vendus sous des marques distributeurs, permettant de cibler ainsi, une différente catégorie de clientèle.

Sachez qu'il y aura peut être des changements de produits plus concluants que d'autres. Mais ne laissez pas les industrielles vous manipuler à coup de campagnes marketing, ni agir à votre place de façon a faire dépenser inutilement un maximum d'argent, essayez de changer et vous serez peut être surpris.

Evitez de tomber dans le piège des cartes à points de certains magasins

Evitez de tomber dans le piège des cartes à points de magasin. Qu'il s'agisse de la carte Champion, de celle de Carrefour ou autre, sachez qu'il s'agit ni plus ni moins qu'un outil bien pensé par les supermarchés, visant à vous faire dépenser encore un maximum d'argent. En effet, puisque le gros inconvénients de ces cartes est qu'ils vous proposent la plupart du temps des produits qui permettent d'augmenter rapidement vos points. Mais, en s'y attardant de près, on remarque qu'il s'agit souvent de produit plus cher que la normale.

Par ailleurs, il faut acheter énormément pour être récompenser au final de maigres cadeaux, en proportion de l'argent dépensé. Il est donc bien souvent préférable de faire principalement ses courses chez un hard discounter qui ne vous proposera peut être pas de carte de fidélité mais qui vous permettra au final de faire des économies sur vos dépenses alimentaires beaucoup plus substantielles.

Achetez moins cher en faisant vos courses au bon endroit

Le choix de l'endroit dans lequel vous allez choisir de faire vos courses est crucial, bien choisi et bien utilisé, cet endroit peut vous faire économiser jusqu'à 30%sur vos dépenses alimentaires.

Evitez de faire vos courses dans le magasin de dépannage de votre quartier.

Les magasins de quartier pratiquent souvent des prix bien supérieurs aux supermarchés, car ils ne peuvent pas bénéficier de prix d'achats en grosse quantité, comme le font les supermarchés, ce qui se répercute donc sur le prix de leurs produits à la revente.

Les "hard discounter"

Les hard discounter sont des magasins qui vendent leurs produits à prix très bas, comme par exemple : Leader Price, Aldi, Lidl
Vous pourrez d'ailleurs trouvez leurs promotions sur leur sites Internet, pour certains d'entre eux. Aldi publie ses offres le mercredi sur http://www.aldi.fr/ et Lidl publie ses offres le lundi et jeudi sur http://www.lidl.fr/

Si vous ne faites pas déjà vos courses dans un hard discounter, je vous conseille fortement de considérer de le faire, car depuis que je le fais ça m'a permis d'économiser près de 30% sur mes dépenses alimentaires.

Le marché

Prenez l'habitude d'acheter vos fruits et légumes sur le marché public de votre ville au lieu du supermarché. En général, c'est non seulement plus économique en achetant directement au producteur, mais aussi de bien meilleure qualité. De plus, si vous arrivez sur le marché vers 13h00 ou proche de l'heure de fermeture du marché, vous serez alors en position de force pour négocier et obtenir vos achats à tarifs encore plus avantageux.

Les 5 règles d'or a suivre en achetant sur ebay

La réputation du site d'Ebay n'est plus à faire, initialement connu pour son système de ventes aux enchères, on trouve aujourd'hui également sur le http://clk.tradedoubler.com/click?p=1695&a=1174048&g=0 toutes sortes de produits d'occasion, de produits neufs mais aussi des produits que l'on peut acheter immédiatement. Et le site grandissant, malheureusement le taux de ventes de produits douteux ou autres types d'arnaques a suivi également. Il est donc important d'être extrêmement prudent lorsque vous faites vos achats sur Ebay. Attention, l'idée n'est pas de ne pas ou de ne plus acheter sur ebay d'y acheter en étant plus averti. Alors comment se protéger ? Voici quelques points que vous devez toujours suivre avant d'acheter un produit sur Ebay :

- Utilisez les moteurs et les agents de recherches : Si vous participez à la vente aux enchères d'un produit sur Ebay, n'hésitez pas à utiliser un moteur de recherche comme http://www.google.fr/ ou un agent de recherche comme http://www.ixquick.com/ pour obtenir plus d'informations sur le produit sur lequel vous souhaitez enchérir. S'il s'agit d'une vente d'informations, il y a de grande chance pour que vous trouviez la même chose ailleurs gratuitement.
- Comparez les prix : N'assumez pas que les prix sur Ebay sont nécessairement moins chers qu'ailleurs. On a déjà vu des cas où les personnes achetaient leurs produits moins ailleurs et les revendaient ensuite sur Ebay à prix plus élevé, ça ne vous prendra seulement 5 minutes de vérifier si vous faites véritablement une affaire en achetant sur Ebay, des comparateurs de prix comme http://tracker.tradedoubler.com/click?p=17928&a=1174048&g=1102604&url=http://www.kelkoo.fr?kpartnerid=8915815 http://track.effiliation.com/servlet/effi.click?id compteur=6763569&tracking=62001 ou http://clk.tradedoubler.com/click?p=20937&a=1174048&g=0 &url=http://www.pricerunner.fr vous permettront de faire des comparaisons de prix sur un grand éventail de produits.
- Lisez les petites lignes : Assurez vous d'avoir bien prix connaissance de toutes les conditions générales et informations relatives à la vente aux enchères. S'il y a une chose cachée, elle a toujours tendance à figurer dans les petites ligne ce qui protège le vendeur.
- Informez vous sur vos droits : Si vous achetez en mode achat immédiat, ce qui devient de plus en plus commun sur http://clk.tradedoubler.com/click?p=1695&a=1174048&g=0 ,

les droits seront similaires à ceux que vous avez en achetant dans un magasin, référez vous là aussi au détail des conditions d'achats et de ventes mentionnées sur le site d'Ebay.

- Ne vous fiez pas aux petites étoiles : tous les vendeurs d'Ebay ont une rubrique informations sur le vendeur sur laquelle figure des commentaires d'appréciation sur la qualité de service de ce dernier. Sachez qu'ils ne sont pas 100% fiables, on a vu aux Etats-Unis des cas où certains sites web vendaient des bonnes appréciations sur les vendeurs.

L'idée de fond, est de ne pas croire que vous trouvez nécessairement la meilleure affaire sur Ebay. Vérifier toujours les prix et la véracité de l'information ailleurs. Et alors seulement, vous aurez tous les éléments en main pour prendre votre décision d'achat.

Allégez votre budget vêtements

Réduire son budget d'achat de vêtements ne consiste pas nécessairement à s'acheter moins de vêtements mais à s'acheter des vêtements de bonne qualité à un prix intéressant. Vous ne voulez pas, en effet acheter des vêtements uniquement parce qu'ils ne sont pas cher, car si la qualité ne suit pas vous aurez à les renouveler plus souvent et donc à dépenser plus, voici donc comment faire des économies sur l'achat de vos vêtements et comment les faire durer plus longtemps :

Evitez les centres commerciaux
Une des premières choses à faire pour réduire votre budget est d'éviter les centres commerciaux où les vêtements y sont beaucoup plus chers q'ailleurs. Essayez d'abord les sites d'habillement sur Internet et les catalogues qui proposent souvent de nombreuses réductions tels que : http://wwwlaredoute.fr/   , http://clk.tradedoubler.com/click?p=25700&a=1174048&g=0 , http://www.quelle.fr/
Pour les amoureux des vêtements à marques, voici un site où vous trouverez des articles vous permettant de réaliser des achats jusqu'à 70% de réduction sur les grandes marques : http://action.metaffiliation.com/suivi.php?mclic=S31C342B1F14&redir=http://www.bcbgdiscount.com
Si vous décider de faire les magasins d'usine comme Usine Center ou Marques Avenue, ainsi que les magasins discount tel que Kiabi où l'on peut faire de très bonnes affaires toute l'année. Pensez aussi aux magasins en liquidation dont vous pourrez voir les pubs dans vos journaux locaux.

Achetez vos vêtements hors saison
En achetant vos vêtements en fin de saison, vous pourrez bénéficier de nombreuses offres promotionnelles que les magasins et d'autres structures font, afin de libérer de la place de stockage pour l'arrivée des nouvelles collections de la saison à venir, c'est donc le moment de profiter des aubaines.

Ne tombez pas dans le piège de la mode
Ne cédez pas au dernier article d'un désigner à la mode. En repensant aux années passées, vous reconnaîtrez que quelque chose qui peut paraître en vogue un jour ne l'est plus forcément le jour d'après. Il est donc conseillé de dépenser sur des articles de base dont on peut être assez sûr qu'ils soient indémodables et qu'ils passeront plus d'une saison et qui peuvent être facilement associés avec des accessoires du moment. Pensez juste à choisir des vêtements qui pourront être facilement coordonnés et qui peuvent être portés à différentes occasions.

Faites le plein des bonnes affaires
Lorsque vous dénichez une bonne affaire sur des vêtements de base comme les chaussettes ou les sous vêtements, faites vous un petit stock.

Prêtez attention au tissu
Avant d'achetez un vêtement, vérifier la composition de son tissu et le type de nettoyage qu'il demande. Dans la mesure du possible, éviter d'acheter des vêtements qui doivent être nettoyé à sec, car cela risque de vous faire dépenser une fortune au pressing du coin. L'économie que vous pourriez faire avec le pressing pourrait vous permettre d'acheter d'autres vêtements.

Séparer les couleurs de vos vêtements
Lors des lessives, pensez à séparer les couleurs de vos vêtements, une chaussette bleue au beau milieu d'une lessive de vêtements blanc pourrait vous ruiner vos vêtements et engendrerait des dépenses pour les remplacer.

Changez vous lorsque vous arrivez de chez vous
Si vous avez des petits enfants, faites leur changer de vêtements dès qu'ils rentrent de l'école avec des vêtements pour jouer, de façon à ce que leurs vêtements pour l'école durent plus longtemps. Vous devriez d'ailleurs faire la même chose avec vos vêtements car les vêtements pour travailler coûtent généralement plus cher.

Protéger vos vêtements lors de la cuisine ou pendant vos travaux
Un bon tablier ou un bon vêtement spécial bricolage sont recommandés lors de certains travaux, passé à côté pourrait vous voûter pour rattraper les dégâts causés.

Choisissez des vêtements à la bonne taille
Si vos vêtements sont trop grands ou trop étroit, ils vieilliront moins bien que des vêtements à votre taille.

Bon shopping

Utilisez Internet pour faire des économies

Vous en conviendrez l'utilisation d'Internet pour la recherche d'informations est une mine d'or et c'est aussi gain de temps inestimable, alors pourquoi pas utiliser cet outil fantastique pour réaliser des économies sur vos achats tout au long de l'année ?

Qu'ils s'agissent de gros ou petits achats, articles neufs ou d'occasions, Internet regorge de ressources qui bien utilisées peuvent facilement vous faire réaliser des économies de 50 à 1 000 voir plus, ou bien encore vous faire bénéficier d'une économie moyenne d'au moins 20% par rapport aux prix que l'on peut trouver en magasin. Avec un peu de prudence et un minimum de bon sens acheter sur Internet peut vous permettre d'économiser des centaines d'euros.

Voici quelques conseils qui devraient vous être bien utile pour faire plein d'économies :

Un point à prendre en considération lors de vos achats sur Internet : la sécurité

Sachez qu'aujourd'hui, acheter sur Internet avec une carte bleue présente bien moins de risques que de communiquer par téléphone votre numéro de carte bleue à une conseillère de catalogue de ventes par correspondance. De même que confier votre carte à un restaurateur pour la mettre dans sa machine et imprimer votre addition (quand la manipulation n'est pas faite devant vous) comporte un risque bien plus élevé que de faire un achat sur Internet avec votre carte. La plupart des sites sont aujourd'hui sécurisés et les prestataires l'indiquent toujours dans la partie concernant le paiement ligne (assurez vous que ce soit bien le cas). La meilleure façon d'être vigilant est d'acheter de sites connus, ou si vous avez repéré une bonne offre sur un site de société peu ou pas connu, je vous conseille de vérifier au préalable : l'existence de la société sur http://www.societe.com/ , de demander à votre entourage s'ils connaissent le site et s'ils ont déjà acheter dessus et de rechercher des informations sur des forums de discussions pour voir les commentaires de personnes qui auraient déjà essayer d'acheter sur ces sites.

Comparez les prix

Aujourd'hui, il est bien plus facile de comparez les prix qu'ils y a 20 ans où l'on avait souvent pas d'autre choix que de faire la tournée d'innombrables magasins pour dénicher la bonne affaire, sans parler du coût du transport qui s'ajoutait à la recherche. Dans le monde du cyber shopping tout est devenue un jeu d'enfant, il existe aujourd'hui de nombreux comparateurs de prix qui vous permettront de faire facilement et avec peu d'effort des économies. Ces comparateurs vous proposent le meilleur prix d'un produit donné. Voici 4 comparateurs de prix généraux qui sont importants, sur lesquels vous trouverez beaucoup de choses : http://tracker.tradedoubler.com/click ?p=17928&a=1174048&g=1102604&url=http://www.kelkoo.fr ?kpartnerid=8915815, http://track.effiliation.com/servlet/effi.click?id_compteur=6763569&tracking=62001 http://clk.tradedoubler.com/click?p=20937&a=1174048&g=0&url=http://www.pricerunner.fr , et le site http://www.2xmoinscher.com/?coupon=art-economiser..com (sur lequel vous pouvez bénéficiez de 7,5□ de réduction pour votre 1er achat d'un minimum de 45,5□ en utilisant le code promotion art economiser.com). N'oublions pas non plus http://clk.tradedoubler.com/click?p=1695&a=1174048&g=0 , unique en son genre. Si vous faites des gros achats, pensez définitivement à faire au moins deux ou trois comparaisons car les comparateurs ne prennent pas tous en compte les mêmes fournisseurs.

Il existe également des comparateurs de prix spécialisés dans différents domaines. En voici quelques uns par spécialité :
- Comparateur de forfaits de portables : MeilleurMobile.com
- Informatique : http://action.metaffiliation.com/suivi.php ?mclic=S341B42B1F161
- Assurances : Assurland.com, http://www.web.club-assureur.com/

N'oubliez pas non plus de faire des comparaisons globales, c'est-à-dire qui comprennent le prix du transport car parfois on peut avoir des surprises : à quelques euros près, il peut être plus intéressant d'acheter un article légèrement plus cher sur un site mais avec un coût de transport moins élevé, que le même article sur un autre site où le coût du transport trop élevé ne rend pas le prix d'achat total de l'article tout aussi intéressant.

Profitez des offres de remboursements des bons de réductions et codes de réductions

Je pense que vous serez bien d'accord avec moi si je vous dit que ça n'est une très bonne idée d'acheter un produit 10€ quand vous pouvez le payer 20% moins cher, d'acheter une

tablette de chocolat quand vous pouvez en avoir une gratuitement ou d'acheter certains produits cosmétiques alors que vous pouvez bénéficier d'échantillons gratuits ?
Il existe aujourd'hui des sites qui sont spécialisés dans ce domaine et qui répertorient toutes les offres diverses du moment. En voici un site qui est très complet : http://www.madstef.com/

L'utilisation de ces sites me fait économiser environ 20€ par mois mais ils peuvent vous faire économiser beaucoup plus, en fonction de vos besoins.

Achetez à l'étranger

Vous vous êtes peut être souvent demander à quoi ça servait d'apprendre des langues étrangères si vous ne voyagez pas ? Et bien, voici une réponse avec une application directement utile. Si vous parlez ou lisez un minimum d'anglais ou une autre langue, cela peut vous servir énormément pour faire des achats sur Internet de produits qui sont vendus moins cher à l'étranger, vous ferez ainsi d'importantes économies.

Acheter à l'étranger peut représenter un avantage certain lorsqu'il y a une grande différence de prix sur un même produit entre un prix pratiqué en France et un prix pratiqué à l'étranger sur des produits tels que des livres,CD,etc. Acheter à l'étranger est généralement très intéressant dès qu'il s'agit d'achat de toutes sortes de produit Hi Tech ou hi-fi de valeur moyenne. A titre d'exemple, j'ai fait un achat pour un copain de mon conjoint,il a voulu renouveler les piles pour son ordinateur portable HP qui sont littéralement tombés en rade en même temps, hors il est bien connu que tous les achats de pièces détachées pour les ordinateurs portables coûtent les yeux de la tête. Après avoir fait le tour de plusieurs sites français, j'ai opté pour un achat sur un site américain. Le coût de l'opération même avec la taxe douanière nous a fait réaliser une économie d'environ 20€ par pile.

Bilan des économies réaliser en utilisant Internet

Eh bien, en reprenant les exemples précédemment cités :

- Assurance : 287€
- Téléphone portable : 90€
- Offre de remboursement pour des produits alimentaires remboursés au 1er achat : 20€
- Pile pour ordinateur portable : 20€

Total= 417€ d'économies grâce à Internet !

Bon cyber shopping

Baissez votre budget voiture

Ah, la voiture est une belle invention, bien pratique et indispensable pour beaucoup d'entre nous. Mais attention, l'utilisation d'une voiture peut constituer un véritable gouffre financier si vous ne prenez pas en compte tous le frais qui y est rattachés.

Selon certains experts, en 2004 les Français ont tendance à sous estimer énormément leur budget voiture. En effet en 2004, les dépenses de voiture sur l'année (achat, carburant, entretien et assurances confondus) s'élevaient à 4 536€ en moyenne pour les propriétaires d'une voiture à essence type Clio il est à 7 324€ pour ceux possédant une voiture diesel comme telle qu'une 307. Je suis sûr que ces chiffres vous ont fait bondir et que vous vous demandez maintenant comment vous pouvez réduire ce poste de dépenses ? Eh bien, voici quelques conseils qui devraient vous faciliter la tâche. :

Achetez votre voiture aux meilleures conditions

Le processus d'achat d'une voiture n'est pas toujours si simple : choisir la taille de la voiture, opter pour une voiture neuve ou une voiture d'occasion, savoir auprès de qui il est préférable d'acheter sa voiture et prévoir le financement de son véhicule.
Cependant, si vous prenez le temps d'y réfléchir un peu, la tâche va vous sembler plus facile. Voici quelques éléments de base qui devraient pouvoir vous aider dans votre réflexion :

Etablissez vos critères pour choisir la bonne voiture

Le tout premier élément à prendre en compte, si vous n'avez pas encore de voiture mais que vous envisagez de vous en acheter une, c'est : le choix de la voiture que vous allez acheter. Pour ceci, vous devez prendre un minimum de critères en compte :

- La taille : la première chose que vous devez déterminer est la taille de la voiture dont vous avez besoin, en fonction de la taille de votre famille, de vos goûts et besoins (exemple : une petite voiture est plus facile à garer si vous rouler principalement en ville, alors qu'une plus grande voiture est plus confortable si vous faites beaucoup de voyages).
- La distance à parcourir et le budget rattaché : il est important de prendre en compte la distance que vous pensez parcourir par semaine, car cela aura un impact

indéniable sur votre budget de carburant et vous permettra de vous décider entre une voiture essence ou une voiture diesel ou l'achat d'une Clio au lieu d'un 4x4.

- Choisir une voiture neuve ou une voiture d'occasion ? Si votre budget est limité, il est préférable d'opter pour une voiture d'occasion. A titre d'exemple, sachez qu'en 2004, un propriétaire d'une Clio de 4 ans d'âge avait un budget moyen qui s'élevait à 2 278€ (achat,assurance,essence et entretien confondus), soit 50% de moins que le budget de quelqu'un qui achetait la même voiture mais neuve.
- Opter pour une marque française ou étrangère ? Je m'étais rendu compte en faisant les petites annonces,à mon grand étonnement que les voitures de marques étrangères étaient moins chères que les voitures françaises. L'essentiel ici est d'opter pour une marque étant reconnu comme plutôt fiable (comme les marques de voitures allemandes ou japonaises) et de vous assurer qu'en cas de besoin, vous avez un garage de la marque situé près de chez vous. L'idéal est de vous aider de magazine spécialisé pour vous aider dans votre choix.

Négociez l'achat de votre voiture neuve au meilleur prix

Si vous faites le choix d'acheter une voiture neuve ou d'un an d'âge, voici quelques astuces qui devraient vous aider à obtenir un prix au rabais :

- Pensez à démarcher les agences de location de voitures : Après un certain kilométrage, elles cherchent à se débarrasser de leurs voitures et vous pouvez normalement faire des supers affaires auprès d'elles
- Achetez une voiture au meilleur moment : profitez d'une saison de soldes ou de promotion sur une fin de séries. Rappelez vous que la saison des soldes pour les voitures ne commencent pas en janvier, ça change tout le temps, mais il semble que l'été est une bonne période pour faire des bonnes affaires.
- La meilleure semaine pour acheter votre voiture est : la dernière semaine du mois car les vendeurs ont des objectifs de ventes à atteindre, donc ils seront plus enclins à baisser une partie de leur commission pour réaliser une vente supplémentaire.
- Le meilleur jour de la semaine pour acheter : c'est le jour le plus calme de la semaine, c'est-à-dire en milieu de semaine ou encore un jour de pluie ou de mauvais temps. C'est un jour où la plupart des gens ne sortent pas pour acheter, vous aurez donc plus de chance pour obtenir une bonne affaire.

- La meilleure heure pour acheter : c'est près de l'heure de fermeture, mais pas trop proche de façon à avoir suffisamment de temps pour étudier le financement et autres. Vous devez avoir tout fini avant l'heure de fermeture.
- Une dernière astuce à utiliser en plusieurs étapes :
  1/ Identifiez la voiture que vous souhaitez, à travers différents magazines.
  2/ Arrêtez vous sur un modèle spécifique s'il y en a beaucoup, pensez aussi à la couleur, etc.
  3/ Essayez la voiture quelque part (mais ne l'achetez pas encore)
  4/ Quand vous êtes sûr de ce que vous voulez, cherchez les numéros de fax de tous les concessionnaires proches de chez vous.
  5/ Faxez aux concessionnaires une sorte de proposition, en leur demandant leur meilleur prix pour la voiture en y mentionnant un descriptif aussi détaillé que possible. Faites leur savoir dans le fax, que vous acceptez les offres jusqu'à une date déterminée et que vous achèterez la voiture le jour suivant (dans ce cas, n'oubliez pas de prévoir votre financement au préalable : un bon crédit, un achat en espèce ou un prêt pré approuvé). N'oubliez pas non plus de mentionner que vous n'accepterez que les offres envoyées par fax (pour qu'ils n'essayent pas de vous avoir au téléphone et de vous parlez auparavant).
  6/ Lorsque vous avez les réponses (et vous les aurez si vous leur faites avoir que vous achèterez la semaine d'après ou presque), gardez les 2 ou 3 meilleur offres de côté et renvoyer un fax à ceux qui vous ont proposés les offres les plus élevées en leur faisant part du meilleur prix que vous avez obtenu ailleurs, pour savoir s'ils peuvent mieux faire.
  7/ Continuez jusqu'au jour où vous avez ce que vous voulez et faxer une lettre confirmant que vous viendrez le lendemain avec votre offre en main.

Le tout est d'agir exclusivement par fax, pour qu'ils ne vous mettent pas la pression et ne vous demandent pas de venir.

Acheter votre voiture d'occasion au meilleur prix

Acheter une voiture d'occasion revient toujours moins cher, mais vous devez être prudent et sélectif lors de votre achat. L'idéal est d'être accompagné d'un mécano ou de quelqu'un qui s'y connaît bien en matière de voiture (si ce n'est pas votre cas).

Voici tout de même quelques éléments qui sont à prendre en compte lors de l'achat d'une voiture d'occasion :

- **Prenez le temps d'identifier le type de voiture que vous voulez de faire des recherches sur sa cotation à l'Argus, ainsi que le tour des prix mentionnés dans les petites annonces des journaux gratuits ou sur Internet de façon à pouvoir le comparer ensuite avec le prix qui vous sera demandé par le vendeur.**
- **Considérez acheter une voiture auprès d'une personne que vous connaissez et en qui vous avez confiance : Ils seront plus enclin à vous proposer un meilleur prix et à ne pas vous cacher certains problèmes que la voiture pourrait avoir.**
- **Vérifier l'historique de la voiture : son âge, son kilométrage le nombre de propriétaires qui ont eu la voiture en main, l'entretien de la voiture via le carnet d'entretien et diverses factures**
- **Vérifier l'intérieur de la voiture : les chiffres du compteur doivent être alignés (sinon, il risque d'avoir été trafiqué), les housses (sans oublier de les soulever), les tapis de sol. Essayez toutes les commandes de bords, actionnez la climatisation. Vérifiez qu'il n'y a pas de trace de suintement près du moteur. Assurez vous de bien trouver la petite plaque de fer avec une série de numéro qui permet d'identifier la voiture et de vous certifier ainsi qu'elle n'a pas été volée.**
- **Tester la voiture sur route et autoroute, sans oublier d'en profitez pour tester l'état des freins.**
- **Amener la voiture auprès d'un garage ou un endroit où on peut faire passer un contrôle technique pour être plus sûr de l'état réel de la voiture.**
- **Servez vous des petites anomalies que vous aurez pu remarquées et qui peuvent être facilement réparées ou qui sont peu contraignantes (comme une égratignure sur la carrosserie, ou des pneus assez usés), pour faire baisser le prix initialement demandé par le vendeur.**

Financez votre voiture aux meilleures conditions possibles

Si vous n'avez pas la possibilité d'acheter votre voiture cash, il vous faudra alors considérez l'obtention d'un crédit auprès de votre banque, de votre concessionnaire ou d'autres organismes de crédits spécialisés. Là, il n'y a pas de secret, pour obtenir les meilleurs crédits : il vous faut comparer, comparer et comparer ! il faut également surtout pas oublier de lire les petites lignes du contrats qui vous est proposé et il ne faut surtout pas vous laisser mettre la pression par rapport à votre décision d'achat. La signature d'un crédit mérite d'y accorder un minimum de temps de réflexion.

Choisissez une assurance au meilleur rapport qualité prix

L'assurance voiture est obligatoire en France et il existe une quantité d'offres et de sociétés auxquelles vous pouvez vous adresser pour souscrire une assurance pour votre véhicule. Alors comment s'y prendre ? L'important est bien sûr de comparer les prix en effectuant 2 ou 3 devis auprès de sociétés différentes, mais l'idéal reste encore de vous adresser plutôt à 2 ou 3 courtiers qui feront le tri pour vous, en faisant correspondre les meilleures offres de leurs partenaires avec vos besoins spécifiques. Pour vous aider dans votre recherche, vous pouvez utiliser les courtiers en ligne suivants qui vous donneront de très bon devis : Assurland.com et http://www.web.club-assureur.com/ . Je vous conseille également également le courtier Assunet que vous pouvez que vous pouvez joindre au 01 73 50 30 00 (leur site web n'était pas très facile d'utilisation). Ce petit exercice pourra vous faire économiser des centaines d'euros.

Avant de vous adresser à plusieurs courtiers et sociétés afin d'obtenir des devis, n'oubliez pas de prendre le temps d'identifier vos besoins de garantie : Une voiture neuve nécessite généralement d'être mieux couverte qu'une voiture de plus de 5 ans. N'oubliez pas non plus que plus vous prendrez de garanties et plus votre facture s'alourdira. Prenez donc bien la mesure des risques que vous voulez couvrir pour votre véhicule.

Bon à savoir :

- Si vous voulez résilier votre assurance, sachez que vous pouvez le faire dans les cas suivant : 2 mois minimum avant la date d'anniversaire du renouvellement d'échéance après avoir passé votre première année, lorsque votre assureur augmente vos franchises ou cotisations (dans les 15 jours qui suivent la réception de l'avis d'échéance), si vous changez de domicile, de régime matrimonial ou de profession si cela engendre une modification du tarif par votre assureur (dans les 3 mois qui suivent l'évènement). La loi Châtel, en vigueur depuis le mois de juillet 2005, permet également de faciliter les résiliations sans frais et sans pénalités pour les contrats qui sont tacitement reconductibles : http://www.legifrance.gouv.fr/WAspad/UnTexteDeJorf?numjo=ECOX0307005L#

- Prêtez attention au milieu des franchises pratiquées car ils ont fort impact sur la prime que vous paierez. Sachez que plus la franchise est élevée, plus faible sera la prime. Vous serez moins bien remboursé en cas de sinistre
- Il faut savoir que chaque assureur prévilégie tel ou tel type de cible et de voiture. En conséquence, les écarts de prix pour une même prestation peuvent varier jusqu'à 50% ! Voilà pourquoi il est si important de comparer les prix pour obtenir le meilleur servir au meilleur prix.

Diminuer vos frais de carburant

Les prix de l'essence sont en constante augmentation depuis ces dernières années et la hausse des prix du pétrole a fait véritablement exploser les compteurs des pompistes en 2005. Le prix de l'essence n'a jamais été aussi haut, si pour vous aussi conducteur le prix de l'essence est aussi devenu l'une de vos préoccupation majeure, voici quelques recommandations qui devraient vous permettre de faire des économies sur vos frais de carburant :

L'importance du choix de votre voiture

Le tout premier élément à prendre en compte,si vous n'avez pas encore de voiture mais que vous envisagez de vous en acheter une, c'est : le choix de voiture que vous allez acheter. Que le véhicule soit neuf ou d'occasion, le choix de votre achat pourra avoir une sérieuse répercussion sur vos dépenses d'essence sur les années à venir. Il est indéniable qu'opter pour l'acquisition d'un 4x4 vous reviendra beaucoup plus cher en essence que d'opter pour une Opel corsa. Hors, peu de gens pensent à prendre ce critère en compte lors de l'achat d'une voiture.

Réduisez votre vitesse

Vous serez peut être étonné d'apprendre que le fait de bien respecter les limitations de vitesse et d'éviter des accélérations et freinages successifs peut vous permettre d'économiser 20% sur vos dépenses d'essence. Augmenter votre vitesse de 100 à 120km/h fait augmenter votre consommation d'environ 20% et diminuer votre vitesse de 100 à 90km/h, vous fait réaliser une économie d'environ 10%. Le fait de conduire à un rythme régulier et d'éviter, par exemple, les accélérations brusques aux intersections, vous permettra de réaliser des économies.

Evitez le talonnage

Gardez vos distances de sécurité avec le véhicule devant vous. Cela est non seulement plus prudent, mais cela vous évitera aussi des successions d'accélérations et freinages inutiles qui ont pour effet d'augmenter votre consommation d'essence.

Identifier votre trajet à l'avance

Cela peut sembler bête mais qui ne s'est pas déjà trouvé à tourner en rond, faute de ne pas avoir pris de plan, avec lui ou d'avoir planifier son itinéraire à l'avance ? Selon des données fournies par des spécialistes, le fait de prévoir son trajet à l'avance pourrait permettre une économie moyenne de 5% au bout d'un an. Peut être de quoi investir dans un GPS ?

Evitez de faire tourner votre moteur au ralenti

Si vous devez entendre sur place plus d'une minute, pensez à éteindre votre moteur. Sachez qu'au ralenti un moteur peut consommer entre 1,1 et 4 litres à l'heure en fonction de sa grosseur. En hiver, 30 secondes devraient suffire pour chauffer votre moteur avant de partir. A l'inverse, il est particulièrement dommageable de faire tourner votre moteur au ralenti lorsqu'il fait chaud.

Ne surchargez pas votre voiture

.Plus elle sera lourde et plus elle consommera, c'est bien connu. Evitez donc de trimballer tout un tas de chose inutiles dans votre coffre arrière et pensez à démonter la galerie de votre toit ou votre porte vélos lorsqu'ils ne vous n'en avez plus besoin. Sachez qu'à 80km/h une galerie consomme environ 0,7 litres et un vélo sur le toit peut faire consommer jusqu'à 3litres au 100. Si vous habitez dans une région où l'hiver est rude, pensez aussi à enlever la neige de votre voiture en hiver pour ne pas affecter la résistance aérodynamique de votre voiture. Allégez votre véhicule peut vous permettre d'économiser 2% par an.

N'abusez pas de la climatisation

S'il ne fait pas si chaud, évitez d'utiliser inutilement votre climatisation, notamment sur les trajets courts, à cause de son temps de mise en route. Sachez qu'en ville, la sur utilisation de la climatisation peut entraîner une consommation jusqu'à 15% supérieur. Par contre, sur auto toute il est préférable d'utiliser la climatisation que d'avoir les fenêtre ouvertes, qui n'ont pour rôle que d'ajouter une friction supplémentaire.

Entretenez votre véhicule

C'est la clé de la limitation des frais de réparation coûteuses et des pannes imprévisibles ! Pensez donc à bien gonfler vos pneus en vous reportant au manuel de votre voiture. Vérifiez la pression de vos pneus tous les mois.
 Des pneus bien gonflés vont vous permettre de rouler plus facilement et de diminuer la consommation de carburant jusqu'à 5%. De même qu'il est nécessaire de changer l'huile régulièrement, garder un œil sur l'état du filtre à air, le réglage des bougies et du moteur en faisant régulièrement réviser votre voiture. N'hésitez pas à vous reporter aux conseils de votre manuel du véhicule. Un mauvais entretien de votre voiture peut augmenter votre consommation d'essence de 20%.

Faites du covoiturage

En partageant vos trajets à plusieurs, vous pourrez réaliser de bonnes économies. Il existe aujourd'hui des organismes spécialisés dans ce type de prestations et qui vous mettent en relation avec des personnes qui habitent près de chez vous, renseignez vous.

Prenez les transports en commun

Quand c'est possible, utilisez les transports en commun. Dans certains cas, en fonction de vos horaires ils vous feront même gagnez du temps et économiser sur vos frais de parking.

Comparez les prix dans les stations d'essence

Pour finir, n'oublier pas de comparer les prix dans les stations d'essence bien sûr, il n'est pas rare de voir des différences de 5 à 10 centimes entre les stations indépendantes et celles de supermarchés.

Entretenez votre voiture au meilleur coût

Les voitures d'aujourd'hui sont beaucoup plus fiables qu'il y a 20 ou 30 ans, mais si nous ne sommes jamais à l'abri d'une panne. Et la meilleure façon d'éviter une accumulation de pannes c'est encore d'entretenir régulièrement sa voiture. Il est impératif d'agir immédiatement et d'emmener votre voiture à réviser ou à réparer dès que vous détectez une anomalie. Par exemple, si vous sentez que vos freins sont devenus mous, il est préférable d'amener votre voiture pour faire changer les plaquettes de freins, avant que le problème atteigne les disques car là l'addition sera salée, voici quelques conseils de bases qui vous permettront de minimiser vos factures d'entretien de voiture :

Lisez le manuel de votre voiture

C'est vraiment la toute référence à laquelle vous devez vous fier, puisqu'elle provient du constructeur de votre véhicule. Vous y trouverez donc tout un tas de recommandations utiles pour entretenir votre voiture. Cela vous permettra de la faire durer plus longtemps et de minimiser les pannes.

Minimisez les coûts de vos réparations

Il y a ici 2 cas de figure :

- Si vous vous y connaissez un peu en voitures, que vous avez réussi à identifier un problème et que vous avez juste besoin de pièces détachées pour refaire une santé à votre véhicule : les casses peuvent être des endroits idéaux pour récupérer des pièces en bon état à moindre coût. Mon père et moi avions eu l'occasion de les faire plusieurs fois quand j'étais étudiante, car j'avais à l'époque une R5 qui tombait souvent en rade. Je peux vous assurer que l'on a fait de sérieuses économies en récupérant des pièces dans les cases proches de chez nous, en emmenant tout l'attirail nécessaire pour démonter les pièces, pensez-y !
- Si vous ne vous y connaisssez pas trop en voiture, une idée qu'un de mes amis à récemment pratiqué est de faire amener votre voiture dans un endroit où l'on fait des révisions (après avoir fait quelques comparaisons de prix ou avoir récupérer une bonne adresse auprès d'un voisin) et d'y faire uniquement identifier la nature de la panne et la nature des pièces détachées nécessaires à la réparation. Une fois que vous connaissez les pièces nécessaires,il ne vous reste plus qu'à les commander vous-mêmes sur Internet et à les emmener ensuite à votre garagiste pour les monter. Certains garagistes accepteront de vous le faire (renseignez vous au préalable). Ainsi, à défaut de pouvoir faire baisser le coût de la manœuvre, cela vous aura permis de faire baisser le coût des pièces. Voici trois sites qui pourront vous aider à obtenir des pièces détachées neuves à prix discount : http://www.piecesauto.com/ , http://www.oscaro.com/ et http://www.pieceauto-discount.com/

Comparez les prix

Là encore vous serez gagnant en comparant les prix. Que ce soit pour un simple contrôle technique, une vidange ou pour une petite réparation. La dernière fois que j'ai fait cet exercice, cela m'a permis de gagner 9€ sur un contrôle technique en appelant les centres les plus proches de chez moi. De même que j'ai pu gagné 12€ en appelant 3 chaînes du style Massa pneus, Midas. Pour refaire la géométrie avant de ma voiture. Cela ne vous prendra que 5 minutes en utilisant http://www.pagesjaunes.fr/ pour trouver les centres, chaînes de réparations ou garages les plus proches de chez vous.

Essayez le covoiturage

Vous souhaitez économiser sur vos trajets de travail, de vacances ou de week-end ? Alors pourquoi pas essayer le covoiturage ?

Le covoiturage a pour principe de mettre en relation un conducteur avec un ou plusieurs passagers voulant effectuer un trajet en commun. C'est un moyen plus économique de voyager en partageant les dépenses du trajet mais une façon conviviale de voyager en faisant des rencontres. C'est également une action écologique : deux personnes qui voyagent ensemble, c'est un véhicule en moins dans le trafic et donc moins de pollution.

Pour bénéficier des services de covoiturage, il vous suffit de rentrer en contact avec un organisme spécialisé dans le covoiturage pour vous inscrire auprès d'eux. En général, l'inscription est gratuite, il vous expliquera ensuite le détail de leur fonctionnement et ils vous mettront ensuite en contact avec des personnes qui habitent près de chez vous et qui effectuent les mêmes voyages que vous.

FAITES LE TRI DANS VOS ASSURANCES

Les besoins en matière d'assurance peuvent énormément varier d'une personne à l'autre, il est donc fondamental d'étudier les offres proposées en fonction de la situation de chacun. L'essentiel est de mettre dans la balance l'importance du risque et le montant de l'argent à sortir pour le couvrir. L'idée est d'éviter de payer des assurances qui vous sont peu ou pas utiles ou de décider de mieux les adapter à votre situation.

Voici quelques exemples pour lesquels la plupart des gens ne devraient pas payer certaines assurances, ou devraient les revoir pour mieux les adapter à leur propre situation :

L'assurance voiture
L'erreur que font beaucoup de gens, ici est de conserver la même assurance tout au long de la durée de vis de la voiture. Hors, la voiture vieillissant sa valeur diminue, si votre voiture a déjà un certain nombre et qu'elle est toujours assurée tous risque, il peut être intéressant de considérer de l'assurer au tiers. A titre d'exemple : une personne a dû faire ce changement ayant estimé que sa voiture était sur assurée par rapport à son âge (6ans). Elle a dû changer d'assurance car son ancien prestataire n'offrait que la possibilité d'être assuré tous risque ou au tiers (et donc sans être couvert pour le vol et incendie). Elle a donc changé de prestataire pour obtenir une assurance au tiers avec une couverture pour le vol et l'incendie. Gain de l'opération : 287€ sur l'année.

L'assurance voyage
Vous savez c'est celle que toutes les agences de voyages essayent de placer pour le simple achat d'un billet d'avion ou d'un séjour en jouant sur les innombrables risques qui pourraient subvenir lors de votre voyage. Ces assurances sont absolument à éviter pour 2 raisons : elles sont beaucoup plus chères qu'ailleurs (mieux vaut penser à vous en prendre une ailleurs au préalable), et en plus il est fort possible que vous soyez déjà assuré pour ça par l'une de vos cartes de crédit ou une autre assurance que vous avez déjà. Vérifiez donc les couvertures exactes de vos autres assurances au préalable. A titre d'exemple, en faisant le tri dans mes assurances, je me suis rendu compte que je n'avais pas besoin de ce type d'assurance parce que j'étais déjà couverte pour les maladies, mon assurance habitation et mon assurance des accidents de la vie. La seule chose que je n'ai pas de couverte est l'assurance

annulation du billet, que je n'ai pas jugé nécessaire car j'ai eu l'occasion de voyager beaucoup.

L'assurance pour la location de voiture
Là aussi la problématique est très similaire à celle de l'assurance voyage. Avant de souscrire à une assurance qui vous est proposée au comptoir d'un loueur de voiture, prenez le temps d'appeler votre assurance actuelle pour savoir s'ils ne vous couvrent pas pour les locations de voitures. Appelez également l'organisme qui vous a fournit votre carte bancaire pour savoir aussi s'ils vous couvrent pour la location de voiture et comment. Ensuite seulement, vous aurez les éléments vous permettant de savoir si vous avez besoin ou non de l'assurance qui vous est proposé par le loueur de voiture.

L'assurance d'un téléphone portable
Si vous avez déjà une assurance pour votre téléphone portable, je vous invite à lire les conditions de votre contrat. En effet, la plupart des personnes que je connais qui ont ce type d'assurance l'on prise pour être assurée, notamment en cas de vol ou de perte. Hors, dans la plupart des cas s'il s'agit d'un vol sans agression, votre assurance ne va pas vous couvrir. Et dans la plupart des cas, la perte du téléphone n'est pas non plus couverte.

Baissez vos factures d'électricité

S'il y a des charges qui sont difficiles à réduire, la bonne nouvelle c'est que celle de l'électricité fait partie des charges qui peuvent être facilement allégées. Un peu comme pour réduire votre facture d'eau, le tout consiste à s'équiper des bons outils et de prendre quelques bonnes habitudes. Voyons ensemble comment nous pouvons réduire vos dépenses d'électricité :

Equipez vous des bons accessoires & Appareils électroménagers

Que ce soit en remplaçant vos ampoules habituelles par des ampoules économiques, en renouvelant l'achat de votre machine à laver par une machine à laver à basse consommation d'énergie ou en adoptant un thermostat programmable pour agir sur vos dépenses de chauffage, il existe plusieurs moyens pour vous aider à réaliser de sérieuses économies d'électricité.

Les ampoules fluorescentes & les ampoules économiques

Ce sont des formidables inventions qui permettent d'économiser de l'électricité. Les ampoules fluorescentes utilisent jusqu'à 2/3 d'énergie en moins et durent jusqu'à 10 fois plus longtemps qu'une ampoule classique. Les ampoules économiques utilisent environ 80% d'électricité en moins qu'une ampoule classique et dure 5 fois plus longtemps. Attention, sachez que les ampoules économiques ne sont pas tolérées par les variateurs d'intensité de lumière.

Pensez également à nettoyer vos ampoules régulièrement car à puissance égale un appareil propre peut produire un éclairage 40% supérieur à celui d'un appareil poussiéreux.

Le thermostat programmable

Saviez vous qu'en France, le chauffage représente 40% de la consommation des habitations ? Il devient alors indispensable de se pencher sur les thermostats afin de pouvoir diminuer cette consommation en fonction de ses heures de présence dans l'habitation. Régler votre thermostat en fonction de vos heures de coucher ou de présence dans la maison peut vous permettre de diminuer vos factures sans affecter votre confort. Installer un thermostat programmable peut réduire votre facture de 2% pour chaque diminution de 1°C. Sachez que les thermostats manuels ont tendance à coûter plus cher à cause de la façon dont ils sont utilisés, souvent à trop haute ou trop basse température. Ils nécessitent aussi plus de manipulations et ils ne sont généralement pas aussi précis que les thermostats programmables. Par ailleurs, pensez également à bien isoler vos portes et fenêtres pour éviter les déperditions de chaleur (parfois cela peut se faire avec un simple morceau de tissu).

La lave vaisselle, lave linge & sèche linge

Achetez des appareils en tenant compte du coût d'utilisation et pas seulement du prix seul en soi. Sachez qu'il existe une classification alphabétique pour ces appareils allant de la lettre A à G, qui figure sur les étiquettes de ces appareils et qui vous indiquent le niveau de consommation énergétique. La lettre A correspond aux plus économiques et la lettre G aux moins économiques. Un appareil à faible consommation coûtera plus cher au départ mais l'investissement sera bien amorti à moyen terme. Par ailleurs, si vous bénéficier d'un tarif d'électricité qui varie en fonction des heures creuses et pleines, pensez à favoriser les lavages en heures creuses (sans tout de même risquer des ennuis avec votre voisinage si vous êtes en appartement).

- Pour le lave vaisselle : déclenchez votre lave vaisselle uniquement lorsqu'il est rempli au maximum et pensez à favoriser les programmes éco ou à 50°.
- Pour le lave linge : privilégiez les cycles à base températures, sachez qu'un lavage à 90°consomme 3 fois

plus qu'un lavage à 30 ou 40°, il est aussi préférable de renoncer à la phase de prélavage pour le linge légèrement ou normalement sale. Enfin, pensez à utiliser le programme éco si vous en avez un, car il peut vous faire économiser jusqu'à 25% d'énergie qu'un lavage normal.

- Pour le sèche linge : si vous n'avez pas la possibilité de sécher votre linge à l'air libre (ce qui reste incontestablement le moyen le plus économe), faites fonctionner votre sèche linge qu'avec du linge bien essoré et sans le surcharger car l'air chaud doit pouvoir bien circuler à l'intérieur. Ne laisser pas non plus votre linge sécher trop longtemps car cela engendre une perte d'énergie et peut endommager vos vêtements synthétiques.

Adoptez les gestes économies

Parfois, ce sont des tous petits gestes qui peuvent contribuer à des économies certaines :

- Eteignez la lumière en quittant une pièce et apprenez aux membres de votre famille à en faire autant : avec un effort commun, cela peut vous faire économiser jusqu'à 4€ par lampe et par an.
- Privilégiez l'entrée de la lumière naturelle en ne laissant pas vos arbres masquer vos fenêtres.
- Eteignez vos appareils en veille : savez vous qu'un appareil en veille peut consommer jusqu'à 75% de l'énergie consommée lorsqu'il est allumé ? A titre indicatif, sachez qu'un téléviseur consomme 360Wh/jour en mode veille alors qu'il en consomme la moitié en fonctionnant 3 heures en mode normalement allumé. Evitez les positions veille de vos télévisions, magnétoscope, lecteur DVD, ordinateur, hi-fi, etc..... peut vous faire économiser jusqu'à 44€ par an si la programmation de l'heure de certains appareils ne vous gêne pas trop.
- Faites un tour d'horizon avant d'aller vous coucher : vérifier que les lumières sont éteintes dans toutes les pièces.
- Utilisez les lampes extérieures que lorsque c'est nécessaire ou même mieux : installer un système avec détecteur de présence ce qui pourra aussi contribuer à un aspect de sécurité.
- Eteignez ou débranchez le fer à repasser quand vous ne l'utilisez pas. Privilégiez également l'achat de vêtements qui demandent peu ou pas de repassage.
- Favoriser la cuisine au micro onde quand c'est possible, cela réduit le temps de cuisson de 15 à 20% et économise de l'énergie.
- Ne préchauffez pas inutilement votre four : lorsque vous avez besoin de cuire quelque chose moins d'une heure, 5 minutes de préchauffage sont généralement amplement suffisantes. N'ouvrez pas non plus trop souvent votre four goûter un plat pour éviter les déperditions de chaleur.
- Eteignez vos plaques de cuissons électriques un peu avant de la cuisson car elles restent encore chaudes quelques minutes après les avoir éteintes.

- **Grillez votre pain avec un toaster plutôt qu'avec un four traditionnel : c'est plus rapide et ça consomme moins d'énergie.**
- **N'installez pas votre réfrigérateur ou congélateur près d'une source de chaleur telle qu'une cuisinière ou de chauffage.**
- **Equipez vos escaliers et couloirs de système de détecteur de présence judicieusement placés.**
- **Eteignez votre chauffage lorsque vous aérez une pièce.**
- **Fermez la trappe de votre cheminée lorsque le feu est complètement éteint et fermez les rideaux et volets pour conserver la chaleur.**

BAISSEZ VOS FACTURES D'EAU

On en parle de plus dans les médias, l'eau est une denrée qui est appelés à devenir de plus en plus rare. Alors, pourquoi pas mettre en place des mesures qui soient à la fois écologique et qui vous permettent en plus de faire des économies sur vos factures d'eau ? Rien n'est plus facile des économies sur vos factures d'eau, en fait, comme vous allez le voir au fil de cette rubrique, le tout consiste notamment à utiliser le bon équipement et les bons outils afin d'entraîner une baisse de votre consommation d'eau. En utilisant, les bons appareils électroménagers et quelques outils, voici un ordre d'idée de l'ampleur de l'économie que vous pourriez réaliser sur les principaux postes consommateurs d'eau :

Estimation du calcul d'économie d'eau par an pour une famille de 4 personnes			
Equipement	Consommation en mode normal	Consommation en mode économique	Economie réalisée avec un prix indicatif de 2,8/m^7 (moyenne nationale)
Bain	200L/mn	100L si vous optez pour une douche de 5 mns	408
Douche	20L/mn	10L/mn (équipée d'un réducteur de débit)	164
Robinet	12L par utilisation (classe énergétique D)	6L/mn (équipé d'un économiseur)	78
Lave-vaisselle	20L par utilisation (classe énergétique D)	10L par utilisation (classe énergétique A)	4
Lave-linge	90L par utilisation	50L par utilisation (classe énergétique A)	20
Chasse d'eau	9L par utilisation	Evacuation total : 9L Evacuation partielle : 6L (équipé d'un réglage du débit)	

Voici quelques recommandations qui vont aider à réaliser facilement des économies sur vos factures d'eau :

LE BAIN : installer un mitigeur thermostatique

Le saviez vous ? Prendre un bain peut consommer jusqu'à 5 fois plus que prendre une douche,il est donc préférable de favoriser les douches le plus souvent possible. Par ailleurs, le temps d'écoulement de l'eau en attendant que l'eau soit à la bonne température peut être réduit par l'installation d'un mitigeur thermostatique.
Ces systèmes de robinets thermostatiques vous permettent de régler l'eau à la température désirée en utilisation les gradations mentionnées sur le robinet. Ce système permet de réaliser jusqu'à 20% d'économie d'eau.

LA DOUCHE : utilisez un système avec une pomme douche économique

Comme pour les bains, le temps d'écoulement de l'eau en attendant que l'eau soit à la bonne température peut être réduit par l'installation d'un mitigeur thermostatique. Ces systèmes de robinets thermostatiques vous permettent de régler l'eau à la température désirée en utilisation les gradations mentionnées sur le robinet. Ce système peut vous permettre de réaliser jusqu'à 20% d'eau. De plus, vous pouvez utiliser une pomme de douche économique. Le principe de son fonctionnement consiste à frictionner les gouttes d'eau par un système de turbulence visant à donner une plus grande surface de contact avec la peau. L'efficacité est donc renforcée, ce système peut vous permettre d'économiser jusqu'à 50%.
Il existe aussi une autre solution : le réduction de débit pour douche. Il s'installe sur une pomme de douche, à la base du flexible. Il peut vous permettre également de réaliser jusqu'à 50% d'économie sans que vous ayez l'impression que la pression du jet est changée.

LES ROBINETS : adoptez les mousseurs et aérateurs économiques

Qu'on les appellent : mousseurs, aérateur économique, brise-jet, toutes ces appellations signifient la même chose. Ils s'agit ici d'un robinet dont le fonctionnement est basé sur le principe de faire couler moins d'eau et plus d'air. Le jet reste identique à l'œil et il est tout aussi efficace pour faire la vaisselle. Il en existe des différentes pour la salle de bain et la cuisine. Ce type de robinet vous permettra de diminuer votre débit d'eau de 12 litres par minute à 6-8 litres par minute.

LE LAVE VAISSELLE : faites le bon choix et optez pour une bonne utilisation

Certaines études ont montré que l'utilisation d'un lave vaisselle pouvait faire économiser jusqu'à un tiers de consommation d'eau qu'un lavage de vaisselle à la main.Sans parler du gain de temps énorme : une famille de 4 personnes consacrerait 55 minutes par jour à faire la vaisselle.
Personnellement, je dois dire que je n'apprécie pas trop de faire la vaisselle et le jour où j'ai eu une lave vaisselle dans ma nouvelle demeure ! C'était le bonheur.

Les économies que vous pouvez faire en achetant une lave vaisselle repose sur 2 éléments majeurs :
    1) Faire un bon choix de la lave vaisselle :
    Sachez qu'il existe une classification alphabétique pour les laves vaisselles, allant de la lettre A et G qui figure sur les étiquettes des laves vaisselles et qui vous indiquent le niveau de consommation énergétique et d'eau de l'appareil. La lettre A correspond aux plus économiques et la lettre G : aux moins économiques. Pour vous donner un ordre d'idée, sachez que vous pouvez avoir un écart d'environ 40 litres d'eau entre la classe A et C, et une consommation minimum est d'environ 20 litres.
    2) Optez pour une bonne utilisation de votre lave vaisselle :
    Evitez les prélavages : les laves vaisselles modernes sont suffisamment puissant pour obtenir un bon résultat de nettoyage sans prélavage. Mettez votre lave vaisselle en marche seulement lorsqu'il est plein : faire un lavage à charge partielle vous fera dépenser autant d'eau et d'énergie que si la charge était pleine.

LE LAVE LINGE : faites le bon choix et optez pour une bonne utilisation

Comme pour les lave vaisselle, il existe une classification alphabétique pour les laves linges, allant de la lettre A et G qui figure sur les étiquettes des lave linge et qui vous indiquent le niveau de consommation énergétique et d'eau de l'appareil. La lettre A correspond aux plus économiques et la lettre G aux moins économiques. Pour vous donner un ordre d'idée, sachez que vous pouvez avoir un écart d'environ 40 litres d'eau entre la classe A et C. Une bonne consommation moyenne est d'environ 80 litres pour une lave linge. Pensez aussi à adopter une bonne utilisation de votre lave linge en utilisant le bon programme de consommation d'eau en fonction de la charge de linge. La plupart des laves linge sont équipés de mode économique, pensez à l'utiliser en cas de besoin.

LA CHASSE D'EAU : posez un système à 2 débits ou des éco plaquettes

La consommation d'eau constitue un poste très important dans une famille de 4 personnes. Avec une moyenne de 9 litres d'eau par utilisation, cette dépense d'eau peut représenter plus de 170€ par an et par personne. Pour réduire cette consommation d'eau, vous avez le choix entre deux possibilités :

La chasse d'eau à double commande : il s'agit d'un système avec deux boutons, dont l'un vous sert à évacuation complète de la chasse et l'autre à une évacuation plus petite avec seulement 3 litres pour les petites commissions. C'est le système le plus connu et le plus répandue mais il ne nécessite d'être un minimum bricoleur pour le monter.

AUTRES POSTES DE CONSOMMATION D'EAU

Aux principaux postes d'eau précédemment passée en revue, s'ajoutent plusieurs autres types de consommation d'eau :

Les fuites : en France, les fuites d'eau représentent, en moyenne 20% de l'eau consommée dans les habitations. A titre d'exemple, sachez qu'une goutte tombée par seconde peut représenter jusqu'à 6 000 litres d'eau perdue sur l'année. Pour savoir si vous avez des fuites d'eau chez vous, qui ne sont pas nécessairement directement visibles, il vous suffit de relever les chiffres de votre compteur d'eau le soir avant de vous coucher. Le lendemain matin, vous n'aurez plus qu'à vérifier de nouveau le compteur d'eau le lendemain matin, avant l'utilisation d'eau. Si les chiffres du compteur ont bougés, c'est que vous avez une fuite d'eau, si par la suite, vous ne trouvez pas la cause de la fuite, faites appel à un professionnel.

Le brossage des dents et le rasage : évitez de faire inutilement l'eau lors de votre brossage ou de votre rasage. Cela vous permettra d'économiser jusqu'à 15 litres d'eau par minute, ce qui n'est pas négligeable pour une famille de 4 personnes.

Le jardin : en été, on nous demande souvent de diminuer notre arrosage de jardin afin de pouvoir conserver un certain niveau de quantité d'eau dans les nappes souterraines. Ceci peut se faire de différentes façons : en ayant recours au binage de la terre qui permet de facilité l'absorption de l'humidité de la nuit et de la rosée, en arrosant le soir ou tôt le matin c'est-à-dire lorsque l'évacuation est à son minimum, et en utilisant une cuve de récupération des eaux de pluie. D'autre part, tondre votre pelouse en laissant un minimum de 6 cm de gazon, vous empêchera d'avoir un jaunissement prématuré, car plus le gazon est long et moins il consomme d'eau et il garde une meilleure apparence.

L'eau du robinet : préférez remplir un pichet d'eau du robinet et de le mettre au réfrigérateur au lieu de faire couler l'eau à chaque fois. Votre eau sera plus froide et vous vous débarrasserez de l'arrière goût de chlore.

Pensez aux enfants : prenez aussi le temps d'expliquer aux enfants de bien fermer les robinets d'eau après utilisation, cela évitera qu'ils gouttent pendant la nuit.

Le lavage de votre auto : laissez initialement votre tuyau d'arrosage de côté et choisissez plutôt un lavage initiale avec un seau d'eau et du savon. Utilisez ensuite votre tuyau pour un rinçage rapide. Vous pourrez ainsi économiser environ 300 litres d'eau.

Les piscines : si vous avez une piscine, vous pouvez éviter de perdre l'eau des éclaboussements en remplissant votre piscine à un maximum de 15 centimètres du bord. Par ailleurs, pour éviter l'évaporation de l'eau par les fortes chaleurs, vous pouvez utiliser une toile solaire. La toile solaire représente également l'avantage de conserver la température de l'eau à un niveau respectable.

L'eau des poissons : si vous avez des poissons chez vous, pensez à réutiliser l'eau de l'aquarium pour arroser vos plantes. L'émulsion de poisson est riche en azote et phosphore, ce qui sera un excellent engrais pour vos plantes.

Baissez vos frais de téléphone et ADSL

Le monde des télécoms est devenu une véritable jungle pour beaucoup d'entre vous. La multiplicité des offres et des opérateurs ne cesse d'augmenter. Nombreux sont ceux parmi vous qui n'y comprennent pas toujours tout et qui ont peur de se faire avoir. Ayant eu l'occasion de travailler dans le secteur des télécoms à plusieurs reprises, je vais essayer de vous aider à mieux comprendre la diversité des offres, à vous orienter vers celles qui correspondent le mieux vers vos besoins et à vous donner quelques astuces pour baisser vos dépenses globales de téléphone fixe et mobile ainsi que pour l'ADSL

Baissez vos frais de téléphone fixe

Cette section s'adresse plutôt aux personnes qui souhaitent diminuer leurs factures de téléphone fixe et qui ne sont pas intéressées par l'utilisation de l'Internet.

Economisez en choisissant un opérateur alternatif

Afin de réaliser des substantielles économies, je vous conseille d'opter pour un opérateur alternatif. Il est vrai que même si France Télécom s'est amélioré au cours de ces dernières années, ils ne sont généralement pas les plus compétitifs (malgré ce qu'ils veulent essayer de nous faire croire dans leurs publicités. Je pense notamment à la publicité pour les appels vers les portables pour laquelle ils disent avoir baissé le prix à la minute, mais ils ont bien évidemment oublié de préciser qu'ils ont par conséquent augmenté le coût de mise en relation). Ceci s'explique par le fait que l'opérateur historique n'est pas libre de pratiquer les prix qu'il souhaite. En effet en France, il existe un organisme qui s'appelle l'art (Autorité de Régulation des Télécommunications) qui est chargé de faire respecter le droit de la concurrence. Hors, comme la plupart des opérateurs alternatifs utilisent les câbles de France Télécom, ce dernier ne peut pas avoir le port et les bateaux, sinon il ne pourrait pas vraiment y avoir de concurrence.

Sachez déchiffrer les offres des opérateurs

Un autre élément est également à connaître : il s'agit de ce qui s'appelle le coût de mise en relation, le coût de connexion ou encore le crédit temps. Il s'agit tout simplement d'un coût que l'opérateur facture à partir du moment où vous effectuez un appel et que votre destinataire décroche (ou que vous obtenez sa messagerie vocale). Aujourd'hui, la plupart des opérateurs

facturent ce coût (qui peut varier d'environ 10 à 12 centimes pour les appels locaux et nationaux, jusqu'à environ 29 centimes d'euros pour les appels vers les portables) avant de vous facturer un coût à la minute qui est affiché à un tarif très avantageux.
En fait, il n'y a pas de secrets, les opérateurs qui fonctionnent avec des crédits temps ont généralement des tarifs à la minute plus avantageux que ceux qui ne facturent pas de crédit temps (ceux qui facturent à la seconde dès la première seconde). Cela dit, si vous passez beaucoup d'appels, il vaut généralement mieux avoir un opérateur qui ne facture pas de coût de mise en relation. En fait, l'exception à la règle du coût de mise en relation figure dans les formules de forfaits de téléphone illimité pour les appels vers les téléphones fixes où les opérateurs ne facturent généralement pas de coût de connexion. Dans tous les cas, le mieux est de bien prendre le temps de lire les termes et conditions ainsi que de lire les petites lignes pour éviter les mauvaises surprises.

Comment choisir la solution téléphonique la plus appropriée

Le point de départ pour procéder au meilleur choix de la solution téléphonique qui vous conviendra le mieux, est de partir de vos trois dernières factures de téléphone, afin de déterminer la proportion des appels que vous passez en local,national, vers les portables et éventuellement l'international. Ceci, va vous aider à pouvoir ensuite choisir la formule de téléphone la plus appropriée et la plus économe pour vous. A l'issu de cette analyse, vous pourrez établir votre profil de consommateur et faire votre choix en fonction :

- Si vous appelez peu : il faut une formule de facturation classique à la minute. Dans ce cas évitez les formules de forfaits qui seront surfacturées par rapport à vos besoins réels. Par contre, vous devrez prendre en compte la répartition de vos appels entre le local et le national, car certains opérateurs ont des tarifs différents pour les deux. De même que certains opérateurs ont des tarifs qui varient en fonction des heures de la journée.
- Si vous êtes avec votre famille de gros consommateurs de téléphone : il est alors préférable d'opter pour un forfait illimité (attention la plupart des forfaits illimités sont valables vers les fixes). Certains opérateurs ont également des formules qui vous permettent de bénéficier de tarifs privilégiés vers les portables en prenant une option supplémentaire). En l'occurrence, je vous conseille le forfait illimité de budget Télécom qui n'est qu'à 9,90€ par mois. C'est à ma connaissance, actuellement, le moins cher du marché pour de la téléphonie classique. Plusieurs de mes connaissances, dont certains membres de ce site, l'utilisent

déjà et en sont pleinement satisfait, d'autant plus qu'ils ont aussi des prix très intéressants pour les appels vers les portables.

- Si vous appelez principalement à l'international : vous verrez que les services d'Alpha Télécom (qui n'est autre qu'une filiale de Télé 2) vous propose des prix défiant toute concurrence. Vérifiez les prix des pays proposés pour les pays que vous appelez le plus. Vous verrez qu'ils sont très bien positionnés aussi bien pour les appels vers l'Europe que vers les pays africains ou autres pays.

Autres idées pour baisser votre facture de téléphone

- Eviter d'appeler les numéros surtaxés commençant par 0811, 0825, 0892, etc. En utilisant le site http://www.genumbers.com/ qui vous permet de trouver la correspondance à plus de 800 numéros détaxés.
- Si le message n'est pas urgent, pensez à envoyer un email ou un courrier papier.
- Demandez à tous les membres de votre famille (y compris et parfois surtout les enfants) de ne passer des appels que lorsqu'ils sont vraiment nécessaires (notamment vers les portables car la question ne se pose pas trop lorsque l'on a un forfait illimité vers les téléphones fixes).
- De plus en plus de sociétés utilisent des numéros de téléphone surtaxés commençant par 08 ou composés de 4 chiffres. Evitez de gonfler inutilement votre facture en les contactant par téléphone, privilégiez le contact par Internet quand c'est possible.
- Pensez à payer vos factures en temps et en heure, afin d'éviter d'être déconnecté et de payer des frais supplémentaires inutiles.
- Pensez à acheter un téléphone plutôt que d'en louer un auprès de votre opérateur. Et si vous souhaitez avoir plusieurs téléphone dans votre domicile, optez pour les systèmes de téléphone duo qui ont l'avantage d'être rattaché à une prise de téléphone (vous serez donc facturé pour une prise et non deux).
- Evitez d'autoriser vos invités à passer des appels personnels de chez vous.
- Vérifiez que vous ne payer pas pour des options qui vous sont inutiles. Exemple : si vous avez une option pour les appels à l'international avec France Télécom alors que votre téléphone est présélectionné chez un autre opérateur. Pensez donc à annuler vos forfaits et options inutiles quand vous changer d'opérateur.

- Si vous êtes rarement à votre domicile et que vous avez un téléphone portable, considérez supprimer votre téléphone fixe, Cela vous ferez l'économie d'un abonnement.
- Si vous avez une résidence secondaire dans laquelle vous ne passer que quelques semaines par an, envisagez peut être d'avoir un portable plutôt que de payer un abonnement annuel pour votre téléphone fixe.

DIMINUEZ VOTRE FACTURE ADSL OU OPTIMISEZ VOS FRAIS EN CHOISISSANT UNE FORMULE ADSL+TEL ILLIMITE

Cette partie s'adresse plutôt aux personnes qui utilisent l'ADSL mais qui ne téléphonent pas beaucoup.

Ici, la problématique se pose vraiment en terme de rapport qualité prix, si vous souhaitez privilégier un prix plus bas, il sera préférable d'opter pour une solution de box avec l'ADSL+téléphonie illimitée ou si vous souhaitez favoriser la qualité, il vous sera préférable d'opter pour une solution plus traditionnelle, sans box qui distingue l'ADSL d'une part et qui vous permet de recevoir le téléphone normalement (sans utiliser la transmission de la voix via Internet) d'autre part.

Aujourd'hui, la France est l'un des pays d'Europe ou le développement de la croissance de l'ADSL est très fort et la demande des consommateurs est très soutenue.

Le développement du système des box ADSL+téléphonie illimité est actuellement le plus répandu pour les nouveaux clients qui cherchent à obtenir l'ADSL. C'est en effet un système beaucoup moins cher à produire et à mettre en place pour les opérateurs, mais ils ne sont pas toujours aussi fiables que d'avoir l'ADSL et la téléphonie séparée. La faiblesse de cette technologie aujourd'hui est que la qualité du service et de la réception (notamment au niveau du téléphone et de la télé) est vraiment fonction de l'endroit où l'on habite. Ceci s'explique du fait que la partie téléphonie fonctionne avec ce qu'on appelle la voix sur IP, c'est-à-dire l'utilisation de la transmission de la voix via Internet (par opposition à l'acheminement des appels classiques qui fonctionnent avec une technologie et des réseaux de câblages différents). Hors, l'inconvénient majeur, actuellement est qu'en utilisant les systèmes de box, vous devrez habiter en moyenne à moins de 2 kilomètres de ce qu'on appelle un point relais (système que l'on peut s'apparenter à une station de distribution permettant de desservir une zone géographique) pour avoir une qualité optimum sur votre téléphone et pour pouvoir pleinement bénéficier de la fonction Télé. A défaut, vous devrez faire face à de nombreux problèmes de coupures et d'échos.

En fait, ces aléas s'amélioreront avec le temps, disons que l'on peut comparer aujourd'hui les débuts de cette technologie au début de l'apparition des portables (où parfois les communications coupaient beaucoup plus qu'aujourd'hui, en fonction de l'endroit où l'on se trouvait).

Par ailleurs, si vous avez plusieurs téléphones chez vous, pensez qu'un système de box ne desservira que le téléphone auquel il est rattaché et non pas tous les téléphones de votre domicile. Cela dit, il vous est possible de détourner le problème en achetant un téléphone duo qui vous permettra d'avoir 2 téléphones reliés entre eux mais branché que sur une seule prise téléphonique. Vous pourrez trouver différents modèles à des prix intéressants sur le comparateur de prix http://tracker.tradedoubler.com/click?p=17928&a=1174048&g=1102604&url=http://www.kelkoo.fr?kpartnerid=8915815

DIMINUEZ VOTRE FACTURE DE TELEPHONE PORTABLE

Ce sujet s'adresse à tous ceux d'entre vous qui souhaitent acquérir un portable ou ceux qui en ont déjà un et qui désirent changer de portable ou de forfait. Vous verrez les points à prendre en compte lorsque vous voulez acheter un portable où que vous souhaitez en changer, ainsi que les choses dont vous devez tenir compte pour compresser votre facture de portable au maximum.

Vous n'avez pas encore de portable et vous souhaitez en achetez un ?

Voici une liste d'éléments à prendre en compte :

- Identifiez vos besoins : anticipez le nombre d'appels que vous pensez faire (en local, national, vers les portables et éventuellement à l'international) qui vous servira de base pour choisir le forfait qui vous conviendra le mieux.
- Essayez de choisir une formule de base aussi que possible plutôt que de vous laissez séduire par toutes les fonctions offertes par la 3G, car je peux vous assuré que le coût des appels téléphoniques en Visio sont vraiment excessifs (ils avoisinaient les 50 centimes par minute fin 2005). Comme toute nouvelle technologie, mieux vaut parfois savoir patienter un peu en attendant que les prix deviennent plus accessibles.

- Pensez à payer vos factures en temps et en heure, afin d'éviter d'être déconnecté et de payer des frais supplémentaires inutiles.
- Les téléphones portables peuvent revenir très cher si chaque membre de la famille en possède un : prenez le temps de déterminer la différence entre nécessité et confort.

Une fois que vous avez bien cerner votre besoin et que vous vous êtes décidé à en acheter un portable, je vous conseille de vous rendre sur le site http://www.MeilleurMobile.com sur lequel vous trouverez des formules de forfaits par abonnement ou prépayé à des prix compétitifs.

Vous avez un téléphone portable et vous souhaitez en changer ?

- Le point de départ pour procéder au meilleur choix de la solution téléphonique qui vous conviendra le mieux, est de partir de vos trois dernières factures de téléphone, afin de déterminer la proportion des appels que vous passez en local, national, vers les portables et éventuellement l'international. Contactez ensuite votre opérateur pour lui demander s'il n'aurait pas une formule plus adaptée à vos besoins. C'est souvent le cas, bien qu'ils ne vous en informent pas systématiquement. A défaut, envoyez une lettre de résiliation (si vous avez trouvé mieux ailleurs) en demandant votre bon de portage (document qui vous permettra de conserver votre numéro de téléphone auprès d'un autre opérateur). Bien souvent, le service résiliation sera beaucoup plus flexible que le service clientèle et vous proposera une offre plus intéressante. Si vous ne trouvez pas d'accord avec votre opérateur actuel et que vous envisagez d'en changer, je vous conseille de visiter le site http://www.MeilleurMobile.com/ sur lequel vous trouverez des formules de forfaits de portables très intéressantes.
- Vérifiez que vous ne payez pas pour des options qui vous sont inutiles : assures vous que vous comprenez bien l'offre qui vous est proposée par un opérateur, les prix en fonctions des distances et des horaires ainsi que le coûts des options diverses.
- Pensez à payer vos factures en temps et en heure, afin d'éviter d'être déconnecté et de payer des frais supplémentaires inutiles. De plus, les opérateurs sont toujours plus flexibles avec les bons payeurs au moment de changer une offre.

Et pour finir, je vais vous faire part d'un petit plus, qui vous permettra d'éviter de payer les numéros surtaxés lorsque vous appeler de votre portable, d'autant plus qu'ils sont généralement facturés plus chers que si vous composiez ces mêmes numéros depuis un téléphone fixe : en utilisant le site http://www.geonumbers.com/ , vous trouverez la correspondance à plus de 760 numéros détaxés commençant par 0811, 0825, 0892, etc. Vous allez enfin pouvoir appeler des numéros détaxés !

ECONOMISEZ EN VOYAGEANT

Voyager n'est pas un luxe, en s'y prenant un peu en avance et en combinant une série d'astuces, vous verrez que vous pourrez bénéficier de vacances de rêves ! Voici quelques idées pour vous y aider :

Voyager hors saison
Voyager hors saison peut vous permettre d'économiser beaucoup d'argent, à la fois sur les billets d'avions, hôtels, croisières, locations de voitures et autres. Les meilleures périodes sont entre : février et mai (en dehors de la période de pâques et des ponts), et de fin septembre à la mi-décembre. Les périodes de vacances scolaires sont aussi à éviter, dans la mesure du possible. En vous y prenant de cette façon, vous pourrez économiser jusqu'à 50% sur une croisière de 7 jours ou un séjour en village de vacances par exemple :

Le choix de la destination
Aujourd'hui, vous pouvez trouver des vacances en club à des prix tout à fait abordables et un service appréciable sur certaines destinations plus éloignées. Un exemple : pour les amateurs de chaleur et de mer un séjour en club en Tunisie vous reviendra moins cher qu'un séjour dans les mêmes conditions sur la côte d'azur ou en Australie.

Vérifiez les offres spéciales des tours opérateurs
Vous devriez trouvez des offres intéressantes en toutes saisons, je vous recommande tout particulièrement le site http://clk.tradedoubler.com/click?p=18728&a=1174048&g=0&url=http://www.nouvelles-frontieres.fr pour la qualité de son offre, ses prix qui vous permettrez parfois d'économiser jusqu'à 75% et pour sa réputation qui n'est plus à faire avec plus de 30 ans d'expérience.

Utilisez les compagnies aériennes discount quand la destination choisi le permet
Les plus connues pour les destinations européennes se trouvent sur les sites suivants : http://www.easyjet.fr : pour avoir souvent utilisé Easyjet entre l'Angleterre et la France, je dois dire j'ai trouvé leur service est très bon et le personnel beaucoup plus sympathique et souriant que sur Air France.
http://www.ryanair.com/ : j'ai utilisé Ryan air entre Londres et Dublin et là aussi le service était impeccable. Pour les autres destinations n'hésitez pas à faire de comparaisons en utilisant le comparaisons en utilisant le comparateur de prix de vols : http://www.cibleclick.com/cibles/clicks/symp.cfm?site_id=5007

40542&friend_id=884724733 qui propose des vols à prix très intéressants.

Sachez également que certains voyages sont moins chers quand ils inclus un samedi soir passé à destination.

Les hôtels
Les hôtels ont tendance à casser les prix en période hors saison, de façon à attirer un maximum de clientèle et d'assurer un minimum de taux de remplissage dans leur hôtel au cours de ces périodes. Alors profitez en, notez que là aussi vous aurez des grandes variations de prix à standard égal, pour le même service. En reprenant mon exemple précédent : si en France un 4 ou un 5 étoiles est inabordable pour la plupart des gens il peut très bien l'être en Tunisie. Cela dit, gardez aussi à l'esprit qu'un hôtel situé en centre ville ou près des zones touristiques vous reviendra plus cher que de prendre un hôtel plus éloigné des attractions touristiques.

Visites et attractions touristiques
Faites une liste de tous les endroits que vous voulez visiter et de toutes les attractions que vous souhaitez faire et faites quelques recherches. Renseignez vous sur les calendriers, les locations et les évènements spéciaux. Vous découvrirez qu'il y a certaine période de l'année où ils proposent des réductions ou des jours d'admission gratuite (comme par exemple : la journée du patrimoine en France en septembre).

Les restaurants
Evitez de vous laisser piéger par les prix exorbitants des restaurants touristiques en demandant aux locaux de vous indiquer un petit restaurant sympa où ils vont habituellement en famille ou entre amis. En général vous serez non seulement gagnant sur le prix, mais aussi sur la qualité et le service.

Se déplacer sur place
Dans la plupart des cas, s'il s'agit d'une grande ville, le train ou le tramway vous reviendrez moins cher que le taxi. Tout ce dont vous aurez besoin sera une bonne carte de métro pour repérer votre itinéraire. Attentivement, si l'endroit le permet, vous pouvez choisir de visiter la ville en louant un VTT sur place. Ceci se prête beaucoup à des villes comme Amsterdam ou des îles comme Majorque ou Stockholm (qui composé de 14 petites îles). Si vous êtes plutôt adeptes des locations de voiture, vous devriez pouvoir trouver des locations intéressantes sur http://tracker.tradedoubler.com/click?p=17928&a=1174048&g=1102604&url=http://www.kelkoo.fr?kpartnerid=8915815 .

ECONOMISEZ SUR VOS FRAIS POSTAUX

Que ce soit pour faire des envoies postaux ou pour effectuer des règlements, nous avons souvent besoin de nous rendre à la poste au courant de l'année.

Voici donc quelques astuces qui devraient vous permettre à l'avenir d'économiser sur vos frais postaux :

- Quand le courrier que vous avez a envoyé n'est pas urgent, privilégiez les envoies en tarif lent que l'on appelle les envoies éco pli. A savoir que pour l'envoie d'une lettre standard, jusqu'à 20g un timbre en tarif lent vous coûtera 0,48€ au lieu 0,53€ en tarif standard, alors que votre courrier ne mettra généralement qu'un jour ou deux de plus à arriver. C'est toujours ça de gagner.
- Gagnez du temps en achetant des grandes quantités de timbres à la fois et éviter de passer trop de temps à faire la queue au guichet, le temps c'est de l'argent.
- N'affranchissez pas vos courriers à un tarif plus élevé que nécessaire. Faites peser votre courrier, vous pouvez vérifier les tarifs sur http://www.laposte.fr/ ou demander à ce que l'on vous donne un livre des tarifs la prochaine fois que vous allez à la poste.
- N'achetez pas les enveloppes prêtes à poster : elles sont extrêmement chères. Mieux vaut vous procurer des timbres et un bon paquet d'enveloppes chez un hard discount ou dans un supermarché.
- Lorsque vous avez à faire un envoie en nombre important d'un même courrier, renseignez vous auprès de votre poste locale pour vous informer sur les taux d'envoies en gros.
- Pour les périodes des fêtes où l'on a généralement de nombreuses cartes à envoyer pour les vœux, par exemple, utilisez des e -cards quand c'est possible. Pour ce faire, je vous recommande le site : http://www.linternaute.com/cartes/ qui permet l'envoie de cartes électroniques via email. Il présente aussi des fonctions sympathiques comme l'envoie de cartes musicales. Et cela vous fera économiser sur vos frais de timbres et d'enveloppes.
- Utilisez des cartes postales le plus souvent possible. Cela vous fera des économies sur les enveloppes.
- Quand vous avez besoin d'assurer la valeur d'un paquet ou d'une lettre, assurez le pour sa vraie valeur, pas plus,s'il est perdu vous serez remboursé pour sa valeur réelle.

- **Lorsque vous avez à expédier des objets fragiles, utilisez du papier à bulle pour alléger le poids de l'envoie au lieu de papier journal qui est plus lourd. N'envoyer pas d'argent en espèces dans un courrier, si le courrier est perdu vous n'aurez aucune preuve qu'il a été envoyé.**
- **N'oubliez pas de mentionner votre adresse sur vos envoies, pour qu'ils vous soient retournés s'ils n'ont pas pu être livrés.**
- **Régler vos factures par chèque au lieu d'un mandat cash, ça vous évitera les frais de l'opération.**
- **Laissez la personne au guichet de la poste vous conseiller sur les différents moyens de faire des économies sur les frais postaux.**

BAISSEZ VOS FRAIS POUR VOS ANIMAUX DOMESTIQUES

Le saviez vous ? La France est le pays d'Europe où l'on compte le plus d'animaux domestiques par foyer, de plus, on note également une augmentation des acquisitions d'animaux de compagnie chez les retraités qui adorent les cajoler. Par ailleurs, certains couples semblent préférer envisager d'abord d'assumer certaines responsabilités à travers l'adoption d'un animal domestique pour ensuite décider d'avoir un enfant. Cela dit, les animaux domestiques ont certaines exigences qui peuvent revenir assez chères si l'on n'y prête pas attention. Voici quelques conseils qui devraient vous permettre de réduire vos frais :

- Avant d'acheter un animal, faites des recherches pour savoir combien cela pourra vous coûter pour en prendre soin. Prenez en compte les dépenses de : nourriture, vétérinaire, jouets, accessoires, formation et temps. Sachez que les petits animaux comme les cochons dinde et les hamsters sont bien moins cher que les gros chiens. Ils demandent aussi moins d'attention.
- Considérez acheter vos jouets et votre équipement dans les vides greniers et les marchés aux puces plutôt que dans un magasin spécialisé dans les animaux, ils vous reviendront bien moins chers.
- Considérez acquérir un animal auprès des associations qui récupèrent les animaux abandonnés. Ces derniers seront ravis de trouver un nouveau foyer et cela vous reviendra bien moins cher que d'acheter un animal dans un magasin spécialisé. Occasionnellement, vous trouverez aussi des annonces de particuliers chez les commerçants, qui donnent les rejetons de la dernière portée de leur animal de compagnie.
- Joignez un site Internet ou un forum de discussion qui parle de votre animal, ces groupes de discussion vous apporteront une multitude d'informations et de conseils qui vous feront économiser des centaines d'euros.
- Evitez d'acheter de la nourriture chez votre vétérinaire, ça vous reviendra beaucoup plus cher chez lui, si votre vétérinaire vous recommande une certaine marque de nourriture et des autres choses dont ils ont régulièrement besoin. Vous pourrez trouver des offres spéciales en utilisant Internet.
- Pensez à faire la nourriture pour votre animal vous-même. Il existe plusieurs livres que vous pouvez trouver en librairie qui pourront vous donner des idées de recettes,

vous pouvez également en trouver en utilisant Internet et en allant sur des sites et forum dédiés aux animaux.

- Donnez toujours la quantité de nourriture nécessaire à votre animal. Lui donner plus est une erreur commune qui pourra vous coûter plus en terme de nourriture et en terme de santé et de dépenses auprès du vétérinaire par la suite.
- Lorsque votre animal est malade, agissez tout de suite car sinon un traitement commencé tardivement pourra vous revenir plus cher.
- Prenez le temps de vous familiariser avec les maladies les plus communes de votre animal et les méthodes pour le guérir, là encore les sites et forums de discussion en lignes spécialisés pourront vous aider.
- Faites suivre les traitements et effectuez les vaccins qui vous sont recommandés pour votre animal, ne pas faire vous reviendra beaucoup plus cher à plus long terme.
- Les prix des vétérinaires peuvent varier, prenez le temps d'en appeler plusieurs et de comparer leurs prix, cela dit, il est également important d'avoir une bonne qualité de prestation et de pouvoir compter sur un vétérinaire en cas d'urgence. La meilleure source à utiliser peut être celle de vos amis qui ont déjà des animaux.
- Si votre animal est un animal abandonné, faites le savoir à votre vétérinaire, certains vous accorderont une réduction pour avoir acquérir un animal abandonné.
- Apprenez à tondre votre animal vous-même en ayant recours à Internet bien que certains animaux demande un traitement spécial, la plupart peuvent être tondus par vous-même, ce qui vous évitera le coût de la prestation d'un professionnel.

102 bonnes façons d'économiser

Intérêts et frais financiers

- Rembourser vos dettes de cartes de crédit.
- Ne conserver qu'une seule carte de crédit pour les cas d'urgence et ne payer plus de frais annuels inutiles.
- Payer tous vos achats comptant, même les gros achats tels que la voiture.
- Rembourser votre hypothèque aussi rapidement que possible.
- Si votre banque ne réclame aucuns frais de gestion à condition d'avoir toujours un montant minimum sur votre compte, veiller à ne pas aller en deçà de ce minimum.
- Ne pas faire de chèques sans provision

Les frais de transport

- Chercher à savoir si vous avez vraiment besoin d'une deuxième (ou d'une troisième) voiture, songer aux économies d'essence, d'huile, d'entretien, de réparations, de stationnement, d'assurance, de permis et de contravention que vous pourriez faire si vous vous en passiez.
- Faire vos courses à pied aussi souvent que possible.
- Utiliser les transports en commun.
- Tenir un carnet de bord dans lequel vous consignez les dépenses afférentes à votre auto.
- Vous familiarisez avec les rudiments de la mécanique.
- Trouver un mécanicien fiable et honnête, avant d'en avoir vraiment besoin.
- Après avoir comparé les prix, acheter vous-même les pièces de rechange nécessaires et au besoin les faire installer par un professionnel.
- Entretenir régulièrement votre voiture (ou la faire entretenir) pour prévenir les pannes et le ennuis mécaniques.
- Pratiquer le covoiturage.
- Utiliser le système de location d'auto commun auto.
- Songer au télétravail grâce auquel vous pouvez travailler à domicile, tout en restant relié à votre bureau par ordinateur, par modem, par télécopieur, par téléphone et évidemment par le chèque de paie.
- Choisir votre maison et votre emploi de façon à pouvoir marcher jusqu'à votre lieu de travail.
- Opter pour une semaine de travail de quatre jours et un horaire de dix heures par jour.

- Enfourcher votre bicyclette aussi souvent que possible.
- Si vous envisagez d'acheter une nouvelle voiture, vérifier le prix des assurances à performances égales, certaines marques ou certains modèles coûtent plus cher que d'autres en primes d'assurance.
- Réparer et conserver sa vieille voiture plutôt que d'en acheter une neuve, c'est une façon d'économiser sur l'assurance.
- Grouper ses achats pour limiter les déplacements.

Les frais médicaux

- Pense à adhérer à un régime d'assurance minimale comportant une franchise plus élevée.
- Comparer les prix en ce qui concerne les médicaments, et les soins aux examens que vous devez payer.
- Les professionnels de la santé exercent à des tarifs différents et dans des lieux différents. Vous pouvez vous informer et comparer les prix.
- Surveiller votre alimentation.
- Vous pouvez faire de l'exercice physique.
- Adopter une attitude positive.
- Maîtriser votre stress.
- Cesser de fumer.
- Prendre suffisamment de repos.
- Si vous dépassez le poids santé, perdre quelques kilos.

Les dépenses de logement

- Si vous avez une résidence secondaire, vous pouvez la louer quand vous ne vous en servez pas.
- Louer des maisons qui ne sont pas à louer en vous informant dans l'entourage.
- Faire du gardiennage de maison.
- Louer les espaces que vous n'utilisez pas.
- Envisager la possibilité de vivre en communauté.
- Déménager dans un quartier moins cher.
- Acheter une petite parcelle de terrain et y installer une maison mobile.
- Faire vous-même vos réparations dans la maison.

Partager

- Echanger vos vêtements avec des amis qui ont la m^me taille que vous.
- Garder vos vêtements pour les ressortir un peu plus tard.
- Participer à un réseau de baby-sitting.

- Ne plus acheter de livres et de magazines, les emprunter à la bibliothèque.
- Partager vos abonnements avec des amis
- Faire parti d'un groupe JEU (jardin d'échanges universels) ou d'un SEL (Service d'échanges locaux), qui sont des systèmes d'échanges de biens et de services sans argent.
- Monter votre propre réseau de partage, informer parents, amis, voisins, de vos besoins et offres.

Le magasinage

- Vous mettre au courant des prix.
- Acheter des produits usagés dans les marchés aux puces, les ventes de garage, les ressourceries, les friperies, par l'intermédiaire des petites annonces dans les journaux et les lieux publics ou autres, etc.
- Faire une liste d'achats et s'y tenir.
- Découper les coupons de réduction.
- Faire vos courses toutes les semaines ou tous les dix jours.
- Préparer vos menus à l'avance pour une période de sept à dix jours et les établir en fonction des produits en réduction.
- Comparer avant d'acheter, consulter les annonces publicitaires dans les journaux et les circulaires des différentes épiceries.
- Acheter en gros les articles que vous utilisez fréquemment comme la farine, les papiers mouchoirs, le papier de toilette, le savon à vaisselle, etc.
- Acheter des fruits et légumes de saison, ils sont moins chers.
- Profiter des rabais pour acheter en plus grande quantité, non seulement les boîtes de conserve, mais aussi la viande, que vous pouvez congeler.
- Regarder bien où chaque épicerie place les articles en réduction pour vente rapide.
- Si vous avez un jardin potager, vous pouvez encore faire une fois preuve de frugalité en faisant pousser les légumes qui, pour un minimum d'espace et d'efforts, vous permettent de faire le plus d'économie.
- Faire preuve d'imagination, si un article vient à manquer avant votre prochaine tournée à l'épicerie, vous pouvez improviser avec ce que vous avez sous la main.
- Constituer une coopérative ou un groupe d'achats en gros avec vos amis et vos voisins.
- Supprimer un repas de viande (ou plus) par semaine et le remplacer par un plat de pâtes ou de légumineuses.
- Vous approvisionner dans les marchés en plein air ou directement chez le producteur.

- Vous familiariser avec les magasins locaux et les produits d'appels qu'ils proposent, c'est-à-dire les produits exceptionnellement réduits.
- Penser à apporter votre propre sac au magasin.
- Eviter les plats cuisinés.

Les vacances

- Vous détendre à proximité de chez vous.
- Acheter vos billets d'avion longtemps à l'avance.
- Profiter des meilleurs tarifs qui sont offertes, lorsque vous voyagez en semaine ou si un week end est inclus dans le séjour.
- Etre son propre agent de voyage.
- Choisir le camping.
- Voyager tout en faisant du bénévolat.
- Faire un échange de maison, et éventuellement de voiture, avec des résidents du pays visité.

Les rencontres et les divertissements

- Organiser des repas partage (chacun apporte un plat).
- Lorsque vous invitez des amis à souper, vous pouvez ne rien faire d'extravagant, mais offrir ce que vous mangez habituellement.
- Inviter des amis à venir prendre le dessert avec vous en regardant un film ou un documentaire et discuter du film avec eux.
- Avis aux cinéphiles : aller voir les films en matinée ou lors de certaines journées particulières coûte moins cher.
- Si vous êtes un mordu de spectacle, offrir vos services à titre de bénévole.
- Emprunter disques compacts, cassettes audio et bandes vidéo à la bibliothèque.
- Vous passer d'aller au restaurant jusqu'à ce que cela redevienne un réel plaisir.
- Reprendre les bonnes vieilles habitudes : écrire au lieu de téléphoner ou i vous voulez être plus moderne, utiliser le courriel.
- Ne jamais oublier que l'amitié et l'amour ne s'achètent pas.

Les passe-temps

- Vous abonner à des passe-temps qui contribuent vraiment à la réduction de vos dépenses (bricolage cadeau, confection de vêtements, jardinage, etc.)
- Choisir des passe-temps qui ne vous obligent pas à faire de longs déplacements.

- Opter pour des passe-temps que vous pouvez apprécier sans être obligé de dépenser des sommes folles pour un équipement sophistiqué.
- Mettre votre passe-temps au service d'une bonne cause ou faites d'une bonne cause votre passe-temps.
- Choisir ou modifier vos passe-temps de manière à éviter les frais d'adhésions et les cotisations.

Les assurances

- La valeur de rachat ou l'état de votre voiture justifient-ils votre assurance automobile tous risque ?
- Etes vous en train d'assurer des objets que vous ne pourriez jamais remplacer s'ils étaient volés ?
- Si votre femme travaille, avez-vous vraiment besoin d'une assurance vie aussi importante que celle que payait votre père ?

Les enfants

- Plutôt que de faire appel à l'argent, vous pouvez faire preuve de créativité en ce qui concerne les anniversaires et les costumes d'Halloween ou de Mardi Gras.
- Donnez de l'argent de poche à vos enfants et laissez leur la possibilité d'apprendre à le gérer seuls.
- Réduire vos propres dépenses et vos enfants vous imiteront.
- Si vous ne donnez pas d'argent de poche à votre enfant et qu'il vous réclame quelque chose, vous pouvez lui proposer d'en rediscuter dans quelques jours.
- Y penser à deux fois avant d'envoyer votre enfant dans une école privée.

Les cadeaux

- Vous mettre d'accord avec vos enfants pour ne leur offrir qu'un seul cadeau à Noël ou pour leur anniversaire. Choisir un cadeau vraiment significatif pour eux et vous rappeler que plus n'est pas forcément mieux.
- Acheter vos cadeaux à l'avance pour profiter au maximum des ventes et des bonnes occasions et les mettre de côté jusqu'au moment de les offrir.
- Plutôt que de donner des biens matériels, offrir vos services (massages, baby-sitting, concert privé ou taillage de haies, par exemple).
- Convenir avec vos amis et parents de ne pas échanger de cadeaux à Noël ou pour les anniversaires.

- **Si vous avez l'esprit inventif et si vous êtes habile de vos mains, vous pouvez créer vous-même des cadeaux simples et originaux.**

MON COUP DE CŒUR : TINKCO
Recharges de cartouches d'encre, cartouche d'encre,

Si vous avez un ordinateur, vous avez très probablement aussi une imprimante ? Et comme nous le savons tous, si les imprimantes sont très abordables aujourd'hui en terme de prix, les fabricants ne manquent pas de se rattraper ensuite sur les achats de cartouches. Alors quelle est la meilleure solution pour continuer à utiliser son imprimante à moindre coût ? Et bien, non ce ne sont pas les cartouches génériques ou manufacturées (dont la qualité n'est pas toujours garantie) mais, ce sont bel et bien les kits de recharges d'encre Tinkco.
Les kits d'encre Tinkco, présentés avec un système qui s'apparentent à des seringues, sont très faciles d'utilisation et livrés avec un mode d'emploi qu'il suffit de suivre scrupuleusement.

Cela dit, il faut qu'une même cartouche ne soit pas indéfiniment rechargeable, car la tête de lecture s'use avec l'utilisation. L'idéal est donc de vous acheter une cartouche de marque (pour éviter les mauvaises surprises, qui me sont déjà arrivées...) et de la recharger ensuite 2 fois après la 1ère utilisation. Ainsi vous pourrez bénéficier d'impressions à bas prix tout en conservant la même qualité. En reprenant mon exemple : en achetant une cartouche d'encre que vous rechargez ensuite deux fois, vous faites une économie de 61,04€ sur vos achats de cartouches couleurs et de 41,55€ sur vos achats de cartouches noires.

De plus, le service de Tinkco présente également un avantage certain, en cas de rupture d'encre : la livraison s'effectue en 48h sur la France métropolitaine.
Et pour finir, pour les adeptes de photos numériques, vous trouverez également du papier photo à prix très intéressants sur leur site. Alors ne tardez plus, l'heure est à l'économie, rendez vous :
http://action.metaffiliation.com/suivi.php?mclic=S331742B1F13& redir=http://www.tinkco.com

TIRAGES PHOTOS MOINS CHERS ?

L'appareil photographique numérique (ANP) est, à l'instar du téléphone portable ou des écrans plats, une de ces évolutions technologiques qui modifient grandement nos habitudes de vie.

Mais prendre des photos numériques est une chose. Encore faut-il les transformer en véritables photographies sur papier pour en profiter pleinement, pour ce faire, il y a plusieurs solutions possibles.

Des géants internationaux de la photographie, comme Kodak et Fuji film, l'ont bien senti, la photographie argentique est en passe de devenir une technologie du passé : ces entreprises ferment leurs laboratoires de développement les uns après les autres. La cause de cela ? C'est la vague des appareils photo numériques, qui remportent un grand succès auprès des consommateurs.
Le grand avantage de ces APN, c'est bien évidemment le fait de pouvoir visionner tout de suite le résultat après avoir pressé le déclencheur inutile d'attendre que les photographies reviennent de chez le développeur. De plus, si l'utilisateur possède un ordinateur, il peut les retoucher lui-même à son domicile. Certes, il faut s'y connaître un petit peu, mais c'est tout de même bien moins compliqué que de parfaire une photographie argentique.
Pourtant, les appareils photo numériques ont toujours quelques inconvénients. Leur automobile est encore réduite, et la prise effective de la photographie n'est pas immédiate : après avoir pressé le déclencheur,il faut quelques fractions de secondes avant que la photo ne soit prise (le délai varie selon la qualité et la puissance des APN).
Pourtant, cela ne freine pas l'attrait des consommateurs : aujourd'hui, 80% des appareils photo vendus sont des numériques.

Visionner une image sur l'écran de son appareil, ou encore sur le moniteur de son ordinateur, c'est bien. Mais la finalité d'une photographie est encore, dans la majorité des cas, de se retrouver sur papier glacé. Or, seulement 30% des gens développent effectivement leurs photos d'APN. C'est donc un marché très juteux qui s'ouvre pour les développeurs de photographies numériques.

Pour développer des photographies numériques, il y a quatre possibilités :
- L'imprimante
- La borne de développement
- La boutique
- Internet

L'imprimante
Il est tout à fait possible de développer des photographies numériques chez soi. Pour cela, il suffit d'avoir à disposition une

imprimante, du papier photographique et un ordinateur. Certains modèles d'imprimantes sont même spécialement conçus pour imprimer directement, sans passer par un ordinateur. L'avantage de cette solution, c'est de pouvoir disposer des photographies immédiatement, sans attente. En revanche, il faut bien avouer que c'est assez cher. Il faut en effet compter de 35 à 70 centimes d'euro par photographie (coût du papier, de l'encre). A cela, il faut encore rajouter le prix de l'imprimante.

La borne de développement

Ces bornes sont des sortes de distributeurs automatiques de photographies. Situées en général dans les boutiques des photographes, ou encore dans les grandes surfaces, elles sont une sorte de self-service de la photographie. Elles ne nécessitent en effet pas d'employé pour être utilisées. C'est le client lui-même qui se sert, pour cela, il introduit dans l'automate la carte mémoire (où est conservé l'ensemble des photographies prises) de son appareil photo numérique, ou bien un CD où il, aura compliqué ses photographies. Il choisit celles qu'il désire, et l'impression se fait automatiquement. Cela lui en coûtera de 25 à 80 centimes d'euro par photographie. Et il n'aura pas entendu plus de cinq minutes. Pour un coût quasiment équivalent à celui d'un développement par l'imprimante personnelle, vous pouvez donc disposer de vos photographies, sans avoir à investir dans une machine coûteuse. Mme si, c'est vrai, il faudra faire l'effort de sortir de chez soi.

La boutique

Si vous n'avez pas d'imprimante et si vous n'êtes vraiment pas à l'aise avec les automates, vous pouvez encore vous rendre dans la boutique d'un photographe. Ce dernier assure les développements des photographies argentiques et, bien évidemment, il assure aussi celui des photographies numériques. Comme pour les bornes de développement, vous apportez à la boutique vos photographies (emmagasinées sur CD ou sur la carte mémoire). Les employés se chargent alors de récupérer vos photographies pour les développer. Le principal avantage de faire développer ses photographies dans une boutique, c'est de pouvoir bénéficier de conseils et d'avoir l'assurance que le travail sera fait par un professionnel. Cependant, cela a un coût : de 30 à 80 centimes d'euro par photographie, ainsi qu'un délai de deux à trois jours avant de pouvoir les admirer.

Ces trois premières possibilités sont bien adoptées en cas de faibles tirages (jusqu'à10 ou 15 photographies). En revanche, lorsque le nombre de photographies à développer dépasse ce nombre, il vaut mieux faire appel aux développeurs sur Internet.

Internet

Parce qu'elle est numérique, une photographie d'un APN peut être transférée par Internet sans difficulté. Accompagnant le boom de la photographie numérique, les laboratoires de développement en ligne ont donc fleuri sur la toile. Le principe est très simple, il suffit de disposer d'Internet et de se rendre sur le site d'un de ces laboratoires.

Après vous être inscrit gratuitement, vous téléchargez vos photographies.

Après, il ne vous reste plus qu'à attendre de trois à cinq jours pour recevoir vos clichés sur papier, par la poste. Ces laboratoires affichent des prix très bas, entre 10 à 50 centimes d'euro par photographie en moyenne. Certaines annoncent même la photographie à un centime d'euro.

Mais il convient de rester vigilant car il s'agit souvent de prix dégressifs.

Pour pouvoir bénéficier des prix les plus avantageux, il vous faudra commander des tirages en très grand nombre. De plus, il est vrai que les prix sont attractifs, mais ils ne tiennent pas compte des frais d'envoi et de traitement (archivage de vos photographies, emballage de protection pour les envois).

Les frais d'envoi varient en fonction du site. Ils peuvent être fixes comme chez extrafilm.com, qui facture l'envoi 2,95€, quel que soit le nombre de tirage commandé. Ou bien, ils peuvent varier comme sur le site photoreflex.com (gratuit de 1 à 5 photos, 1,75€ de 6 à 50 photos, mais 22,75€ pour 751 à 1 250 photos). A ces frais d'envoi, il faut encore ajouter les frais de traitement qui s'élèvent en moyenne à 2 ou 3€.

Faire développer ses photographies sur Internet peut donc être une bonne solution, à condition d'avoir un nombre important de tirages à effectuer ou de profiter des promotions.

Les solutions à disposition pour obtenir ses photographies on toutes leurs avantages et leurs inconvénients. Certaines peuvent convenir pour une personne, mais être totalement inadaptées pour une autre. Il convient donc que chacun analyse ses besoins, afin de choisir ce qui lui est le plus avantageux.

Pour commencer, faites le plein de développements gratuits

Des tirages gratuits à la pelle !
Les sites de développement de photographies numériques pratiquent une politique très agressive, afin de vous attirer chez eux. Pour cela, ils n'hésitent pas à vous offrir des tirages gratuits. Nous vous présentons ci-dessous quelques unes des offres disponibles à l'heure actuelle.

www.colormailer.fr , cinq agrandissements (13x17 ou 13x19) vous sont offerts, frais de port inclus, pour toute première commande.

www.extrafilm.fr , quinze tirages vous sont offerts à votre inscription.

www.mypixmania.fr , quinze tirages (11x15) gratuits, attention cette offre n'est valable qu'un mois à compter de votre inscription.

www.atoopic.com , dix tirages (10x15) gratuits pour tous nouveaux membres.

www.fujifilmnet.com , dix tirages (10x13) offerts pour votre première commande.

www.photoweb.fr, inscrivez vous et quinze tirages (11x15) vous seront offerts.

www.photoreflex.com ,trente tirages (11x15) offerts.

10 CHOSES DANS LESQUELLES VOUS DEVEZ INVESTIR POUR FAIRE DES ÉCONOMIES

Economiser ne veut pas dire ne pas nécessairement dire ne plus dépenser mais dépenser mieux. Et s'il vous est recommandé d'éviter de dépenser dans des produits et services afin de mieux économiser, il existe un liste de produits dans lesquels vous devriez certainement investir pour vous permettre de faire des économies. Il s'agit là d'un excellent retour sur investissement sur du long terme. Si vous devrez au départ dépenser de l'argent à court terme, cet investissement va vous permettre de réaliser des économies sur le long terme. Voici la liste des 10 choses dans lesquels vous devrez investir pour réaliser des économies :

Un thermostat programmable
Les thermostats manuels ont tendance à coûter plus cher à cause de la façon dont ils sont utilisés, souvent à trop haute ou trop basse température. Ils nécessitent aussi plus de manipulations et ils ne sont généralement pas aussi précis que les thermostats programmables. Régler le thermostat en fonction de vos heures de coucher ou de présence dans la maison peut vous permettre de diminuer vos factures sans affecter votre confort. Installer un thermostat programme peut réduire votre facture de 2% pour chaque diminution de 1°C.

Les ampoules fluorescentes et les ampoules économiques
Ce sont des formidables inventions qui permettent d'économiser de l'électricité. Les ampoules fluorescentes utilisent jusqu'à 2/3 d'énergie en moins et durent jusqu'à 10 fois plus longtemps qu'une ampoule classique. Les ampoules économiques utilisent environ 80% d'électricité en moins qu'une ampoule classique et dure 5 fois plus longtemps, attention, sachez que les ampoules économiques ne sont pas tolérées par les variateurs.

Un chargeur de plus rechargeable
L'achat des piles peut représenter une petite fortune si vous en avez besoin pour de nombreux appareils électroniques. De la radio au lecteur CD en passant par la clé USB, le lecteur MP3 sans oublier les balances de la salle de bain et de la cuisine, et j'en passe ça chiffre très vite, si vous utilisez beaucoup d'appareils électroniques un chargeur de piles rechargeables peut vous faire faire des économies non négligeables. Notez qu'il est préférable de choisir un chargeur Nickel Hybride (NIMH) avec les piles de même nature que des chargeurs et piles Nicad's dont les durées de vies sont moins longues.

Les éco plaquettes

Ce sont des petites plaquettes très faciles à poser dans la partie basse, à l'intérieur du réservoir de vos toilettes. Elles permettent d'économiser 30 à 40% d'eau qui seraient normalement évacués inutilement à chaque fois que la chasse est tirée.

Les pommes douches économiques

Ce sont des pommes douches qui ont pour fonction de réguler le débit de l'eau sans en diminuer la pression, ce qui vous permet de réduire votre consommation d'eau chaude et d'économiser jusqu'à 30% d'eau en comparaison à une pomme douche classique. De plus, pour les familles nombreuses, ce système permet de faire durer l'eau chaude plus longtemps sur la multitude de douches prises.

Les robinets : mousseur, aérateur économique, brise jet

Toutes les appellations signifient la m^me chose. Il s'agit ici d'un robinet dont le fonctionnement est basé sur le principe de faire couler moins d'eau et plus d'air. Le jet reste identique à l'œil et il est tout aussi efficace pour faire la vaisselle. Ce type de robinet vous permettra de diminuer votre débit d'eau de 12 litres par minute à 6-8 litres par minute.

Les filtres à eau

Le serviez vous ? Les Français sont les 1ᵉʳs consommateurs mondiaux d'eau en bouteille. La consommation d'eau en bouteille a triplée en 20. La consommation d'eau minérale et de source était de 150 litres par an et par personne. Si vous êtes concerné par la qualité de votre eau et que vous achetez régulièrement des bouteilles d'eau, l'achat d'un filtre à eau vaut l'investissement. Un filtre à eau de qualité rendra votre eau aussi pure que de l'eau en bouteille et l'économie peut être considérable.

Un séchoir à linge d'intérieur et/ou d'extérieur traditionnel

Si vous avez la possibilité d'étendre votre linge sur un séchoir, l'achat d'un séchoir peut vous faire économiser plus de 80€ par an que d'utiliser un séchoir électrique. Pour ceux d'entre vous qui n'ont pas la possibilité d'étendre leur linge à l'extérieur, sachez qu'il existe aujourd'hui des séchoirs d'intérieur qui se compose de 4-5 lignes ou plus et que vous pouvez fixer au mur et replier après usage.

Les choses que vous utilisez habituellement, lorsqu'elles sont soldées. Profitez des soldes promotions et autres types réductions qui s'appliquent sur les produits que vous achetez habituellement. A Partir du moment où vous êtes certains d'utiliser ces produits, ils valent la peine d'être achetés.

Une liste d'astuces pour économiser

Economiser en tout temps

Avant de payer un service, quel qu'il soit demande toi si tu es en mesure de faire cette tâche toi-même. Tu pourrais non seulement être stupéfait de l'économie réalisée, mais également des capacités et de la débrouillardise dont tu disposes.
Evite les achats impulsifs qui se font sous le coup de l'émotion, prends le temps d'y penser. Demande toi si tu en as réellement besoin et si cela respecte ton budget. Surtout, garde l'œil ouvert sur les soldes.
Les marques font souvent augmenter le prix des articles et parfois même des services. Comparer les produits et services quant au rapport qualité/prix peut être révélateur. Les marques maison se révèlent parfois d'aussi bonne qualité.

Habitation

La question de l'habitation se pose normalement quand vient le temps de quitter le nid familial. La réalité ? Les dépenses reliées à l'habitation sont de loin les plus élevées dans un budget, mais il existe des moyens de réduire ces coûts. Lorsqu'on parle d'habitation, on ne peut évidemment faire face de l'électricité du chauffage et du téléphone. Le choix du type d'habitation influencera grandement les dépenses qui y sont reliées. Consulté la sélection mon premier appartement pour connaître toutes les possibilités qui s'offrent à toi. Tu pourras sûrement y trouver chaussure à ton pied, sur le site : http://toilejeunesse.centre-du-quebec-qc-ca/

Economiser le papier et l'encre :

Pour économiser le papier et l'encre de mon imprimante, j'utilise le format A5 plutôt que le A4 (demi feuille) et je réduis les documents que j'ai à imprimer. C'est parfaitement lésible et économique.

Economiser l'encre de l'imprimante

Toute le monde connaît le prix des cartouches d'encres d'imprimante qui est bien souvent très élevé. D'où intérêt d'économiser l'encre en plus il y a une petite méthode assez simple pour les radins malins.

- Imprimez comme d'habitude (en général dans le menu fichier, puis imprimer ou plus simple : CTRL+P
- Puis (dans la fenêtre qui vient de s'ouvrir) cliquez sur propriétés (à droite de l'imprimante).
- La mise en page de cette fenêtre dépend ensuite de ton imprimante pour certains modèles il faut cliquer sur avancé, configuration personnelle, pour d'autres on peut directement régler la qualité d'impression en général il y a toujours une option qualité, basse ou économique. Pour certains modèles on peut également choisir de n'imprimer qu'en tons de gris (pas de gaspillage de couleurs) et des fois on peut même calibrer la quantité de couleur à utiliser, perso j'ai mis tous ces réglages au minimum et cela donne toujours une impression correcte.
- Ensuite cliquez sur OK et imprimez vos pages radinement ça pourrait un peu compliqué mai c'est assez simple ne vous inquiétez pas.

Vous pouvez même définir ces options paramètres par défaut (cela vous évite de suivre les étapes ci-dessous à chaque fois).

- Rendez vous dans le panneau de configuration (menu démarrer)
- Choisissez le point imprimante et télécopieurs.
- Bouton droit sur l'imprimante de votre choix options d'impression.
- Ensuite c'est le même procédé ci-dessus, mais les paramètres seront retenus comme défaut.

Bonne impression

Les secrets de la congélation

Par contre, la congélation est la meilleure façon d'économiser sur vos dépenses de boucherie par exemple. Et oui, achetez en promo, achetez en grosse quantité et congelez le plus vite possible.

Comment congeler vos aliments ?
- La congélation ne tuant pas les bactéries, congelez le plus vite possible.
- Ne remplissez le congélateur à 100% : respecter la charge et la contenance maximales.
- Il est possible de congeler un produit dont la date de péremption est proche. Dans ce cas, notez le délai restant avant l'expiration de sa date de péremption, car il sera le même à partir du moment où vous décongèlerez l'aliment en question.

- Vous pouvez utilisez les sacs congélation, le papier aluminium ou des boîtes de plastique hermétiques (l'emballage de l'aliment doit être totalement hermétique). Vérifiez que tous les récipients ou films plastiques que vous utilisez sont bien prévus pour la congélation.
- Etiquetez les sacs avec date et contenu.
- Par mesure d'hygiène, laver systématiquement les mains avant de manipuler des aliments.
- Surveillez la température de votre congélateur, qui doit se situer à -18°C au minimum.
- N'oubliez pas qu'il ne faut jamais recongeler un aliment décongelé.

Quels aliments peut-on congeler soi-même ?
Tous les aliments ou presque, si la plupart sont congelables tels quels, d'autres nécessitent une légère préparation avant d'être placés au congélateur. C'est notamment le cas des œufs, qui doivent être battus comme pour une omelette avant d'être congelés.

Boucherie
La viande peut se conserver 8 à 10 mois au congélateur, parfaitement emballé dans du film plastique. Il suffit de la dégraisser au maximum, voire de la désosser et de la découper. Par contre, n'essayez jamais de congeler vous-même de la viande hachée. Si vous mettez plusieurs morceau de viande dans un sac, séparez les avec un papier congélation. Dégeler toujours votre viande surgelée dans le réfrigérateur ou dans la micro-onde avant la cuisine. Ne la laissez pas dégeler sur la table ou le plan de travail. Essayer d'acheter les offres gros volume puis vous les congelez par petites portions.

La volaille
Pouvant être conservée pour une durée de 8 à 10 mois, la volaille doit être congelée dans les 24 heures après son abattage. En tranches ou bien entière, la volaille devra dans ce dernier cas être remplie de feuilles d'aluminium.

Le poisson
Congelé dans les 4 heures après sa pêche, le poisson entier doit être fourré d'aluminium avant d'être congelé. Si vous choisissez de le conserver en filets, congelez le tel quel. Comptez 4 à 6 mois de conservation.

Les plats cuisinés
Stoppez la cuisson du plat 10 à 20 minutes avant sa conclusion, et disposez le dans des boîtes en plastique pour 3 mois environ.

Les légumes

Tous les légumes frais particulièrement ceux saisonniers (asperges, petit pois, haricots verts) se prêtent à la congélation. Les légumes destinés à la congélation doivent avoir été cueillis le plus récemment possible (12 heures avant dans l'idéal). Ils seront choisis fermes et en pleine maturité, de manière à avoir une valeur nutritive optimale.

Avant de les congeler, blanchissez les 3 à 10 minutes dans une eau bouillante non salée, puis plongez les dans l'eau froide avant de bien les égoutter et les sécher. Tous les types de légumes, grands et petits sont à emballer en sachets plastiques alimentaires. Tous les légumes peuvent être conservés jusqu'à 12 mois pourvu qu'ils soient absolument frais et de saison (sauf les tomates qui se conservent 6 mois). Pour les décongeler ils sont à plonger directement dans l'eau chaude.

Les aubergines et les courgettes n'ont pas besoin d'être pelées, alors, que les artichauts, les salsifis et les champignons doivent être arrosés de jus de citron lors de leur blanchiment. Les tomates, concombres et courgettes, laitues, pommes de terre perdent leurs qualités gustatives et supportent mal la congélation. Cependant, la pomme de terre cuisinée en purée, frites, croquettes, se congèle, de même que la tomate fondue en coulis.

Les fruits

Les fruits congelés s'utilisent surtout pour confectionner des plats cuisinés (tartes, coulis) car, une fois décongelés, ils sont plus mous. Ils peuvent se conserver 1 an au congélateur (-18°C ou moins). Il faut congeler des fruits frais et de qualité, des fruits qu'on vient d'acheter ou de cueillir.

- Retirez les pédoncules et les noyaux pour ceux qui en possèdent, nettoyez les sans les passer sous l'eau.
- Ils peuvent être congelés nature ou, pour limiter le brunissement des fruits, arrosés avec du jus de citron ou saupoudrés de sucre en poudre. Ils peuvent aussi être congelés dans un sirop de sucre obtenu en portant à ébullition 1 litre d'eau et 400g de sucre pour les fruits doux, 600g de sucre pour les fruits acides il doit être refroidi au réfrigérateur. La durée moyenne du dégel est de 7 heures en réfrigérateur et de 3 heures dans la cuisine.
- Il faut utiliser des barquettes ou sacs de congélation, en éliminant bien l'air avant de les fermer afin de limiter la formation de cristaux qui risquent de dénaturer les fruits, et bien sécher les fruits si on les a nettoyés avant.
- Congelez plutôt des petites portions, en utilisant plusieurs barquettes ou sacs de congélation.
- Collez des étiquettes sur les barquettes ou sacs de congélation avec le nom des fruits et la date de congélation.

Fruits à tartes (abricots, pêches....)
Vous pouvez les couper et les dénoyauter avant de les congeler,
afin qu'il soient prêts à l'emploi.
Fruits à coulis (framboises, groseilles.....)
Vous pouvez faire le coulis avant et donc congeler le coulis plutôt
que les fruits, ce sera plus pratique quand vous en aurez besoin.
Dans ce cas, congelez le coulis dans un bac à glaçon avant de
mettre les cubes de coulis congelés dans un sac de congélation.

Petit fruits entiers (framboises, mûres...)
Mettez les 1 heures au congélateur sur une surface plane pour
qu'ils deviennent fermes, avant de les mettre dans une barquette
ou sac de congélation.

Ananas, citron, oranges, kiwis
Ils se prêtent mal à la congélation, mieux vaut se contenter de
congeler leurs jus.

Pommes, poire
Il est préférable de les faire cuire, voire d'en faire des compotes,
avant de les congeler. Ils peuvent malgré tout se congeler en
coupant les fruits en morceaux et en les plongeant dans un sirop
de sucre, vous congelez en même temps que le sirop. Ils peuvent
être conservés jusqu'à 10 mois à la condition qu'ils présentent 3
conditions : être mûrs à point, mais fermes, être sans tâche ni
meurtrissure, être tout frais cueillis.

Laitages
Le lait frais peut-être congelé pour une durée de 3 mois. Notez le
délai restant avant l'expiration de sa date de péremption, car il
sera le même à partir du moment où vous le décongèlerez. Faites
décongeler au réfrigérateur, si le lait se sépare après la
décongélation, agissez bien la bouteille.
Les œufs ne se congèlent pas dans leur coque, mais dans un
récipient en verres ou en plastique à plusieurs compartiments et
légèrement fouettés. On peut congeler à part les blancs en les
salant légèrement ou en les sucrant ainsi que les jaunes. Leur
milieu étant favorable à un développement microbien rapide.

Les fromages
Dès qu'ils sont à maturation souhaitée selon vos goûts,
enveloppez vos favoris dans du papier film ou de l'aluminium.

Carrelage
Eau bouillante et vinaigre ou/et bicarbonate de soude.

Fenêtre

La recette des grands-mères : papier journal froissé en boule et humidifié poubelle. Pour atténuer les mauvaises odeurs, il suffit de tapisser le fond de la poubelle de litière pour chat (elle absorbera les mauvaises odeurs)

Produits d'entretien

N'achetez plus de produits d'entretien (excepté produits vaisselle à marque Casino, Carrefour, Leader Price, Aldi) mais utilisez un nettoyeur à vapeur, fantastique outil, pas très cher (je vous conseille la marque POLTI Vaporetto) et qui détruit toutes les bactéries sans laisser aucun résidu chimique sur les sols, wc) très bien si vous avez des enfants en bas âge, et recommandé pour tout le monde.

Lessive/ assouplissant

Lessive

La lessive est un produit très technique, éviter les premiers prix par contre, la lessive Tandil d'Aldi est très réputée pour son efficacité.
Voici le classement selon un test :
1/ Le chat sensible
2/ Mr Propre
3/ Tandil
4/ Le chat perfect
5/ Fresh powder Carrefour
6/ Ariel fraîcheur Alpine
7/ Auchan
8/ Apta Advance Flower Garden Intermarché
9/ Skip Aloès verra
10/ Gama au savon de Marseille

Concernant la lessive TANDIL, il faut aller sur des sites Allemands pour connaître l'avis des consommateurs. Les avis sont très positifs, confirmés par les tests de différentes revues.
La solution la plus économique : n'achetez plus de lessive, voici la recette pour en faire vous-même. Acheter du savon de Marseille pur sans glycérine. Râper-le comme des carottes avec une râpe ou votre mixeur, vous pouvez conserver les paillettes créées dans des sacs congélations. Recette : 100g de savon de Marseille pur sans glycérine pour 2litres d'eau bouillante, laissez tiédir puis verser le tout dans une bouteille.(Dosage pour une lessive : 1 verre à moutarde).

Adoucissant

1 volume de bicarbonate de soude, 1 volume de vinaigre blanc et 2 volumes d'eau. Ajoutez des huiles essentielles ou directement des herbes dedans à macérer (lavande, rose).

Produit vaisselle
Mettre des copeaux de savons de Marseille dans une casserole, couvrir d'eau. A feu doux, faire fondre le tout. Attendre que cela refroidisse et ajouter un peu de vinaigre blanc.

1- Comment détacher les tâches

- **Cols de chemise :** pâte faite de bicarbonate de soude + vinaigre
- **Fruits et de thé :** eau bouillante
- **Transpiration :** eau additionnée de vinaigre blanc ou de bicarbonate de soude
- **Sang :** moitié borax moitié eau
- **Goudron, graisse, herbe :** essence d'eucalyptus rouille : jus de citron
- **Moisissure :** faire bouillir le linge dans du lait ou dans un mélange eau/lait
- **Traces sur matelas :** mélange pâteux de fécule de mais et d'eau, appliquer laisser agir 4h avant d'aspirer
- **Empreinte de meubles lourds sur un tapis ou moquette :** mettre un glaçon sur l'empreinte/laisser fondre/laisser sécher/aspirer.

2- Comment nettoyer/désinfecter

Eponge
Nettoyer : dans le lave vaisselle (tiroir supérieur)
Désinfecter : un tour dans le four à micro-onde pendant 1à 2 mn (elle doit être humide).

Casserole brûlée
Remplissez là d'eau avec une poignée de sel, attendez 12 heures (si vraiment brûlé, faites bouillir l'eau).
Autre astuce : mettre du bicarbonate de soude dans la casserole ou dans le chaudron avec de l'eau puis porter à ébullition, laisser reposer quelques instants.

Réfrigérateur
Pour atténuer une forte odeur dans le réfrigérateur, on peut utiliser du marc de café. Pour ce faire, il suffit de placer le café filtre déjà utilisé dans une coupelle et de le retirer lorsqu'il est sec.

Nos conseils pour le plein de la semaine

Règle n°1 : carte de fidélité indispensable ne sortez pas sans elle.

Règle n°2 : achetez en promotion vos produits préférés, pour voir toutes les publicités des hypermarchés, supermarchés, hard discount, magasin spécialisé, grande surface de bricolage.

Règle n°3 Abusez des bons de réduction et offre de remboursement.

Règle n°4 : Faite une liste

Règle n°5 : Achetez le maximum de marque distributeur, surtout Casino et Carrefour.

Règle n°6 : Regarder toujours le prix au kg ou au litre, parfois pour un même produit 2 pots de 300 grammes coûtent moins cher qu'un pot de 600g.

Un peu d'organisation
- Notez tout au long de la semaine (en général nous faisons nos courses le samedi) ce qui manque et ce qui ne va pas tarder à manquer. Cette liste vous permettra, une fois sur place, de gagner du temps. Un pense bête sur la porte du frigo peut faire l'affaire.

- Vous pouvez organiser votre liste de courses en les groupant par famille de produit : surgelés, crémerie, boisson, vous irez plus vite dans les rayons de votre supermarché. Et si vous connaissez bien votre magasin, établissez l'ordre des familles des produits en fonction de l'agencement des linéaires.
- Avant de partir, prenez le temps de regarder les prospectus, ils vous permettront de repérer tout de suite les bonnes affaires. Si vous ne les recevez pas, allez sur le site promo conso : tous les prospectus sont visualisables.
- La visite de certain site vous permettrons d'imprimer des bons de réductions acceptes dans tous les hypers et supers. Devenez remboursonautes= l'art de se faire rembourser les produits= Internautes qui traquent sur des sites spécialisés les offres de remboursement (ODR), totales ou partielles, des produits de grandes marques alimentaires, d'hygiène. Vous avez déjà vu ces offres sur certains emballages de produit, passez à l'intensif, un site vous donnera toutes les offres+ un forum d'entraide. Le site http://www.achatgratuit.com . envoyez le courrier avec preuve d'achat rapidement (le timbre est généralement remboursé) ou vous risquez d'oublier. Un peu d'organisation vous fera gagner beaucoup de temps :
    1- Divisez une feuille A4 en 6 et écrivez vos coordonnées.
    2- Photocopiez cette page en plusieurs exemplaires, prévoyez une version avec demande de remboursement du timbre, une version sans, cela dépendra de l'offre.
    3- Photocopiez aussi votre RIB et ayez des timbres (à 0,41€) et enveloppes sous la main.

4- Ajoutez les preuves demandées (en général ticket de caisse, avec le produit souligné,+code barre), attention, si le fabricant demande l'original du ticket de caisse, n'hésitez pas à préciser à l'hôtesse de caisse que vous divisé votre caddie en 2 ou 3 ticket.

5- N'attendez pas pour préparer et poster votre courrier.

Dans le magasin

- Les promos sont en général en tête de gondola et signale par une affiche promo.
- Aller directement aux rayons qui vous intéressent, vous gagnerez du temps et de l'argent (vous ne serez pas tenté)
- Pour ne pas oublier de produit, suivez votre liste dans l'ordre où vous l'avez écrite et dès que vous avez acheté un produit, pensez à le rayer de votre liste.
- N'hésitez pas à acheter le maximum de produits a marque distributeur Casino, Auchan, Carrefour. Ces produits sont 20 à 30% moins chers tout en assurant une qualité équivalente aux grandes marques.
- Si votre budget est serré, dirigez vous directement vers les premiers prix : souvent sur l'étagère du bas. Les hypers et supers ont vivement réagi au développement des magasins hard discount type ED, Aldi, Li dl.
- N'oubliez pas de présenter la carte de fidélité du magasin lors de votre passage en caisse : vous bénéficierez des supplémentaire sur certains produits, à certaines période ou même de cumuler des points ou des bons d'achat. Certains hypers doublent les points si vous faites vos courses le mardi par exemple.

Petites astuces pour dépenser moins

- Etablissez le menu des repas de la semaine à l'avance de façon à pouvoir faire une liste des courses nécessaires. Au supermarché ou chez les commerçants, vous saurez précisément ce que vous devez acheter, cela vous évitera de remplir votre sac d'articles en pseudo promotion dont vous n'avez pas réellement besoin. Rien n'empêche de craquer pour quelques extras, mais il n'est pas utile d'en remplir votre chariot.
- Méfiez vous des cartes de paiement à débit différé, bien sûr, il s'agit d'un crédit gratuit, mais ces cartes sont plus chères que celles qui sont à débit immédiat. Et, lorsque vos dépenses sont débitées avec un décalage, il est plus compliqué de savoir où vous en êtes exactement sur votre compte courant.

- Epargnez en début de mois, si vous attendez la fin du mois et qu'il vous reste de l'argent sur votre compte courant, vous risquez d'avoir la tentation de le dépenser. Prenez garde tout de même à ne pas vous retrouver à découvert : il serait dommage de payer des agios à 15% alors que votre épargne est placée à 2,25% sur un livret.
- Evitez d'instaurer des prélèvements automatiques réguliers sur votre compte pour payer l'électricité, le téléphone. Certes, ils évitent le timbre pour l'affranchissement du courrier de votre règlement. Mais, avec eux, vous n'avez plus vraiment conscience de payer des factures. Et vous êtes donc moins enclin à surveiller votre consommation pour faire baisser l'addition.
- Avant d'engager de nouvelles dépenses, débarrassez vous de vos dettes. Par exemple, remboursez par anticipation vos crédits à la consommation (c'est possible sans pénalités).

Les bonnes adresses utiles

TOUTE VOTRE TELEPHONIE

- **Budget Télécom**
  Difficile de trouver un prix plus bas pour un forfait illimité vers les téléphones fixes. Budget Télécom vous propose des forfaits illimités pour seulement 9,90 € par mois. Ils proposent aussi des formules intéressantes pour appeler vers les portables.
  http://www.budget-telecom.fr

- **Alice et son Alice box**
  Une offre simple et claire pour avoir l'Internet et le téléphone chez vous en illimité.
  http://www.aliceadsl.fr

- **Alpha Télécom**
  Un très bon prestataire à utiliser si vous appeler beaucoup à l'international, il vous sera très difficile de trouver moins cher ailleurs.
  http://www.alphatelecom.com

- **NRJ Mobile**
  Pour la première fois, un opérateur de téléphonie mobile propose : la recharge sans durée de validité, la possibilité de choisir gratuitement son numéro, 1 SMS offert à chaque appel d'une minute et plus, les meilleurs mobiles du moment.
  http://www.nrjmobile.fr

- **Meilleur Mobile**
  Comparateur de prix pour les forfaits de téléphones portables mais aussi un très grand choix de portable à prix très intéressant.
  http://www.meilleurmobile.com

- **Géonumbers**
  Pour trouver la correspondance de numéro de téléphone normale pour plus de 800 numéros surtaxés.
  http://www.geonumbers.com

- **Mobifun**
  Vous y trouverez toute une collection de logos, sonneries, jeux, vidéos pour votre téléphone portable.
  http://www.mobifun.fr

TOUTE VOTRE PRET A PORTER ET ACCESSOIRES

LES VETEMENTS: classique, de marques, catalogues, VPC et les personnalisables.

- **Cdiscount**
  Vous trouverez très souvent de bonnes affaires dans leur rubrique prêt-à-porter : diverses remises, fins de séries, en fonction des périodes. Les prix y sont tout à fait abordables, même en période hors promotion.
  http://www.cdiscount.com

- **Destock Paradise**
  C'est un magasin d'usine qui vous propose des grandes marques à prix sacrifiés. De plus, ils vous offrent toute l'année un produit de marque pour tout produit acheté.
  http://www.destockparadise.com

- **Haburi**
  Voici un site où un site qui vend des produits d'usine en ligne et propose de nombreux vêtements de marque parmi lesquelles Diesel, Energie, Miss Sixty, Levis, Ralph Lauren à des prix imbattables.
  http://www.haburi.com

- **Mode discount**
  Toute la mode des grandes marques à prix discount.
  http://www.bcbgdiscount.com

- **3 Suisses**
  Tous genres de vêtements hommes, femmes, enfants à prix abordables. L'avantage est qu'ils proposent des réductions en direct sur leur site aux courriers que vous recevrez une fois que vous devenez clients chez eux.
  http://.3suisses.fr

- **Exédence**
  Filiale de 3 Suisse international, Exédence propose le destockage en ligne de vêtements issus de grands catalogues de VPC. Des vêtements femmes et enfants, des chaussures et de la lingerie jusqu'a-85%, avec de nombreux grands marques.
  http://www.exedence.com

- **Damart**
  Pour vos vêtements Thermolactyl.
  http://www.damart.fr

- **Quelle**
  Mode avec une image assez jeune, comme les 3 suisses, Quelle propose de nombreuses promotions qui vous permettent de faire des achats à avantageux.
  http://quelle.fr

- **Shirtcity**
  Et si vous personnalisez vos T-shirts ? Personnalisez facilement t-shirts textiles et accessoires, ça peut être aussi une idée cadeau originale.
  http://www.shirtcity.fr

- **Spreadshirt**
  Un autre créateur de t-shirts en ligne avec des modèles de T-shirts et un choix de motifs différents.
  http://www.spreadshirt.net

LA LINGERIE

- **Silver lingerie**
  Spécialiste de la vente en ligne de lingerie : mode et sexy, féminine, masculine et grandes tailles. Une gamme de prix des plus larges : de 2€ à 200€
  http://www.silver-lingerie.com

- **1001 dessous**
  Voici un site de lingerie qui va vous permette de vous faire plaisir et de lui faire plaisir sans vous ruiner, bénéficier d'un bon d'achat de 6€ en utilisant le code promo : YHJUB34.
  http://www.1001dessous.com

- **Lingerie Paradise**
  Un choix de petits dessous sexy pour femmes et hommes.
  http://www.lingerie-paradis.com

LES CHAUSSURES

- **Chaussures Desmazières**
  Tous type de chaussures hommes, femmes et enfants mais aussi sport et accessoires.
  http://www.chaussures-desmazieres.fr

LES BIJOUX

- **Queen Factory**
  Vous y trouverez une jolie gamme de bijoux OR 18 carats en or jaune ou rose avec des références de 30 à 50% moins cher qu'en bijouterie.
  http://www.queen-factory.com

- **Nouvelle tendance**
  Vous y trouverez toutes sortes de bijoux nouvelle tendance : fantaisie et pour piercing.
  http://www.piercing-tendance

TOUT POUR VOUS FAIRE UNE BEAUTE

- **Dr Pierre Ricaud**
  Le spécialiste de vos soins anti-âge de : visage, corps, anti-âge et solaires, vous y trouverez des offres promotionnelles et cadeaux.
  http://www.ricaud.com

- **Yves Rocher**
  Toute la cosmétique végétale à porter de main, profitez en pour bénéficier de réduction jusqu'à 50% sur 600 produits 2007.
  http://wwwyves-rocher.fr

- **Daniel Jouvence**
  1ère marque européenne de cosmétique marine, propose des soins corps, visage et compléments alimentaires au service de la beauté et du bien-être. Vous y trouverez un large de soins et de nouveautés à prix réduits (jusqu'à-50% de réductions et vous pourrez bénéficier de nombreux cadeaux et avantages qui sont renouvelés tous les mois.
  http://www.danieljouvence.com

GASTRONOMIQUES

GOURMANDISES

- **Cacao & chocolat**
  Vous y trouverez du chocolat sous toutes ses formes, de quoi ravie vos papilles, à partir de seulement 4€.
  http://www.cacaoetchocolat.com

- **Grigno-tek**

Vous y trouverez une collection de produits du terroir, profitez des offres promotionnelles de 15 à 30%. En farfouillant, vous trouverez aussi des assortiments de biscuits et autres friandes à petits prix.
http://www.grigno-tek.com

VINS

- **ChateauOnline**
  Voici un des leaders européens du vin sur Internet. Avec Châteauonline profiter des offres de vins et champagnes : des vins d'exception, des découvertes inattendues, d'excellents vins de fêtes et des remises spéciales. Chaque mardi de nouvelles offres et dossiers spéciaux sont proposés sur ce site, bénéficier également des ventes flash livraison se font à domicile en France et dans 9 pays.
  http://www.chateauonline.com

- **Vins étonnants**
  Ce site est spécialisé dans la vente de vins très originaux et hors des sentiers battus avec des vins issus de cépages en voie de disparition, les vins que pouvaient boire nos ancêtres. La période des fêtes particulièrement propice car les vins présentés sont des cadeaux originaux et inattendus.
  http://www.vins-etonnants.com

- **Sodivin**
  Des vins d'exception depuis 1900
  http://www.sodivin.com

RECETTES DE CUISINE

- **Marmiton.org**
  Vous y trouverez plus de 32 000 recettes gratuites, il y en a vraiment pour les goûts.
  http://www.marmiton.org

- **Cuisine AZ**
  Là aussi vous pourrez trouver une multitude de recettes et rechercher des recettes en tapant les ingrédients dont vous disposer.
  http://www.cuisineaz.com

VOS LOISIRS

- **Gametroc**
  Echangez vos jeux vidéos à l'infini : PSP, PS2, XBOX, Nintendo, etc.
  http://www.gametroc.com

- **Cinetroc**
  N'achetez plus vos DVDS, échangez les
  http://www.cinetroc.com

- **Info Presse**
  Toute la presse grand public et professionnelle avec des abonnements, jusqu'à 75% de réduction sur plus de 500 magazines, pensez à utiliser le code promo "NET" pour bénéficier de 10% de réduction sur tout le site.
  http://www.info-presse.fr

- **Discount Presse**
  Des abonnements de magazine à prix discount pour toute la famille.
  http://www.discountpresse.com

- **Billet reduc**
  Vous y trouverez des invitations et réductions pour vos soirées, spectacles, concerts, etc.
  http://www.billet-reduc.com

VOS VOYAGES

LES FORMULES TOUT COMPRIS

- **Expedia**
  Expedia vous propose un large choix de 500 compagnies aériennes, 12 000 hôtels et plus de 3 000 stations de prise en charge pour la location de voiture à combiner à volonté, vous y trouverez également des informations très détaillées sur les hôtels avec de nombreuses visites virtuelles. Vous pourrez aussi réserver toute une série d'activité sur votre lieu de destination. Le tout à des prix intéressants.
  http://www.expedia.fr

- **Nouvelles Frontières**
  Profitez des nombreuses offres promotionnelles de Nouvelles Frontières pour vous évader. Vous y trouverez des formules idéales pour passer des vacances en famille ou entre amis :

vacances en club, location : circuits ; rando, thalasso, plongée etc.
http://www.nouvelles-frontieres.fr

- **Octopus Travel**
  Vous y trouverez tous les hôtels, appartements équipés et visites guidées à prix réduits.
  http://www.octopustravel.com

- **Croque vacances**
  Toute l'année, profitez des packs dégriffés de Croques vacances pour partir au soleil.
  http://wwwcroquevacancescom

LES ECHANGES & LES LOCATIONS DE MAISONS &APPARTEMENTS

- **Trocmaison**
  Le site mondial d'échange de maison pour les vacances, l'échange de maison est la formule de vacances la moins onéreuse et la plus conviviale.
  http://www.trocmaison.com

- **Interhome**
  Spécialiste de la location de vacances depuis 40 ans, Interhome offre un choix de 20 000 logements dans 18 pays : France, Espagne, Portugal, Italie, Croatie, Suisse, Autriche, Allemagne, Grande Bretagne, Irlande, Belgique, Pays-bas, Hongrie, Pologne, République Tchèque, Slovaquie, Turquie et Etat- Unis, des séjours pour tous les goûts, tous les budgets et pour tous les types de vacances en famille ou entre amis. Vous y trouverez des promotions en ligne toute l'année.
  http://www.interhome.fr

LES VOLS

- **Promo vols**
  Promo vols propose sur Internet la réservation en ligne de plus d'un million de tarifs négociés auprès de 600 compagnies aériennes.
  http://www.promovols.com

- **Easyjet**
  Choisissez un vol à prix réduit avec la première compagnie aérienne à petits prix d'Europe. 258 lignes dans 72 des principaux aéroports d'Europe.
  http://www.easyjet.fr

LA LOCATION DE VOITURE

- **Sixt**
  Un excellent rapport qualité/prix qui s'adresse aussi bien aux particuliers qu'aux professionnels.
  Le groupe Sixt est aujourd'hui présent dans le monde entier dans 75 pays et 7 500 agences. Pour l'avoir utiliser plusieurs fois, je pense qu'il vous sera difficile de trouver moins cher ailleurs des contrats tout inclus.
  http://www.sixt.fr

- **Holiday auto**
  Voici l'expert de la location de voitures pour les vacances et vos loisirs. Leurs services sont disponibles dans plus de 4000 points de location à travers 87 pays. Les prix sont compétitifs : garantis les plus bas du marché, la différence vous est remboursé si vous trouvez moins cher ailleurs.
  http://www.holidayauto.fr

LES BUS

- **Eurolines**
  Leader du transport international de passagers par autocars, Eurolines dessert plus villes en Europe et au Maroc Difficile de voyager à meilleur prix. Londres à partir de 19€ A/R (départ Paris à 60 jours), Bruxelles à partir de 17€ A/R (départ paris à 30 jours). Le départ et l'arrivée se font en centre ville, ce qui réduit encore le coût du trajet.
  http://www.eurolines.fr

LES TRAINS

- **Eurostar**
  Besoin de pratiquer la langue, d'un changement de vie ou d'une escapade pour le week-end ?
  Eurostar propose des formules à partir de 55€ pour les jeunes, 60€ pour les seniors et 65€ pour les allers-retours pour 2 personnes ou plus. Un mode de transport très pratique entre Paris et Londres et un gain temps incroyable par rapport à l'avion car il n'y a pas d'enregistrement de bagage à faire et vous arrivez directement au cœur de Londres.
  http://www.eurostar.fr

LES BATEAUX

- **Sea France**
  Vous y trouverez une multitude d'offre promotionnelle, vous permettent par exemple de passer le week-end en Angleterre en profitant d'une traversée à partir de 21€/pour la voiture et ses passagers.
  http://www.seafrance.com

- **P&O Ferries**
  P&O Ferries, avec ses quatre liaisons reliant l'Europe continentale au Royaume-Uni est l'une des plus importantes compagnies de ferries du marché.
  http://www.poferries.fr

- **123 Croisières**
  Prenez le large à prix discount.
  http://www.123croisieres.com

VOTRE DECORATION & VOS FLEURS

- **Florajet**
  Vous avez besoin de remercier quelqu'un ou de faire une surprise ? Florajet vous assure la livraison de vos fleurs dans les 4 heures et a le grand avantage de pouvoir également livrer le dimanche, le tout à partir de seulement 23€.
  http://www.florajet.com

- **Bebloom**
  Vous y trouverez un autre choix de bouquets divers et variés à prix divers.
  http://wwwbebloom.com

VOTRE VIE PRATIQUE

- **Vistaprint**
  Vous avez besoin de cartes de visites gratuites, d'un tampon encreur gratuit, de papier à lettre à entête ou d'étiquettes personnalisées ? Profitez des offres d'échantillons gratuits de ce site. Les offres y sont constamment renouvelées, vous n'avez que les frais de port à payer.
  http://www.vistaprint.fr

- **Info presse**
  Vous pouvez bénéficier jusqu'à 75% sur vos abonnements de magazines préférés. De plus, en utilisant le code promo : "NET", vous bénéficierez de 10% de réduction sur le site.
  http://www.info-presse.fr

- **Documents**
  Vous avez un problème ou une réclamation à faire et vous ne savez pas comment rédiger votre lettre ? Vous trouverez sur ce site plus de 5000 documents téléchargeables et prépersonnalisables en ligne pour tous types situations, pour les professionnels et particuliers : contrat travail, statut de société, bulletin de paie, lettre de réclamation, lettre de résiliation, condoléances, lettre de motivation, réponse à des annonces.
  http://www.documents.fr

DIVERS

- **L'homme Moderne**
  Vous y trouverez une collection d'objets nouveaux, originaux, drôles, insolides, raffinés mais aussi pratiques et utiles,ce site est parfait lorsque vous séchez pour trouver une idée de cadeaux pour ces messieurs.
  http://www.lhommemoderne.com

- **Recupe**
  Ce site est vraiment incroyable, vous y trouverez dessus tout un tas d'objets dont certaines personnes veulent se débarrasser et vous les donnent gratuitement. Il vous suffit de parcourir les annonces : de la terre végétale, en passant par le gravat, l'électroménager ou l'informatique, vous y trouverez tout une collection de choses diverses et variées.
  http://www.recupe.net

COMPARATEURS DE PRIX & D'ARTICLES D'OCCASION

LES COMPARATEURS DE PRIX

- **kelkoo**
  Comparateur de prix généraliste : auto, électroménager, son, livres, musiques, maisons & jardin, etc.
  http://www.kelkoo.fr

- **Price Runner**

Comparateur de prix généraliste : photo, audio, électroménager, consoles, etc.

- **Assurland**
  Comparateur de prix pour les assurances : auto, moto 1 scooter, habitation, santé, assurance vie, etc.
  http://www.assurland.com

- **Meilleur Mobile**
  Comparateur de prix pour les forfaits de téléphones portables.
  http://www.meilleurmobile.com

- **Prix Matériel**
  Comparateur de prix spécialisé dans le matériel informatique.
  http://www.prixmateriel.com

LES ARTICLES D'OCCASION

- **Ebay**
  Vous y trouverez le plus grand choix d'articles d'occasion en tout genre : beauté, bien être, bijoux, CD, DVD,hi-fi, vêtements, jouets, informatique, livres, téléphonie, etc.
  http://www.ebay.fr

- **2xmoinscher**
  Vous y trouverez des occasions en matière de jeux vidéo, CD, DVD, images & son, livres & BD, informatique, téléphonie, vêtements, puériculture, bijoux & montres et jouets. Bénéficiez de 7,5€ de réduction pour votre 1er achat d'un minimum de 45,5€ en utilisant le code promotion art-economiser.com.
  http://www.2xmoinscher.com

FINANCE

- **Partners Finance**
  Partners finances rachète l'ensemble de vos crédits (consommation, immobilier, auto, travaux, etc.), et les regroupent pour en faire un seul en réduisant vos mensualités de 30 à 50%, retrouver votre vrai pouvoir d'achat en recevant gratuitement une simulation de rachat.
  http://www.partners-finances.net

- **ABC vos crédits**
  Spécialisée dans le rachat de crédits, ABC vos crédits proposent des solutions efficaces pour réduire vos mensualités et votre taux d'endettement, testez leur simulation gratuite.
  http://www.abcvoscredits.com

- **France crédit**
  Pour tous vos rachats de crédits et solutions de crédits. Cet organisme devrait vous permettre d'alléger vos mensualités et de regrouper vos crédits. Ils vous proposent un diagnostic gratuit de votre situation et vous aide à refinancer vos crédits en cours.
  http://www.france-credit.fr

- **Compare Crédit**
  Comparez les crédits avant d'emprunter, ceci est un service gratuit de comparaison en temps réel des offres des organismes de crédits pour les crédits auto, moto, réserve d'argent, tec.
  http://www.compare-credits.com

ASSURANCES

- **Assurland**
  Comparateur de prix pour les assurances : auto, moto & scooter, habitation, santé, assurance vie, etc.
  http://www.assurland.com

- **Devis Mutuelle**
  Spécialisée dans le secteur de la santé, Devis Mutuelle vous propose un comparatif mutuelle santé et assurance complémentaire santé. Plus de 15 marques et 100 contrats enligne, les assurances sont sélectionnées et adaptées en fonction de votre demande.
  http://www.devismutuelle.com

VOTRE MATERIEL INFORMATIQUE

ORDINATEURS, PDA, IMPRIMANTES ETC.

- **Dell**
  Vous trouverez plus d'infos dans l'article coup de cœur Dell.
  http://www.dell.fr

- **LDLC**

C'est le site spécialiste de l'informatique, plus de 10 000 références et des milliers de commandes traitées par jour. Vous trouverez sur ce site des avis d'internautes sur les produits qui vous seront très utiles.
http://www.ldlc.com

- **Apple Store**
  Fan de Mac ? Vous y trouverez tout ce dont vous avez besoin : des ktop, portable, ipod et autres accessoires divers et variés.
  http://www.store.apple.com

- **Prix Matériel**
  Comparateur de prix spécialisé dans le matériel informatique.
  http://www.prixmateriel.com

CARTOUCHES & KITS DE RECHARGES D'ENCRE

- **Tinkco**
  Rechargez vos cartouches d'encre grâce à des kits de recharges, cela vous revient jusqu'à deux fois moins chères que si vous achetiez des cartouches d'encres pour votre imprimante en magasin.
  http://www.tinkco.fr

- **Ink Club**
  Vous y trouverez des cartouches de marques et des cartouches génériques à prix compétitifs.
  http://www.inkclub.com

CD, DVD VIERGES

- **CD Moins cher**
  Tout pour graver vos CD et DVD à prix super discount support vierges et étiquettes.
  http://www.cdmoins-cher.fr

- **Digit CD**
  Tous vos CD et DVD vierges moins chers, mais aussi des boîtiers et accessoires de rangement.
  http://www.digit-cd.com

TIRAGES PHOTO NUMERIQUES

- **Extra film**

Pour apprécier encore plus vos souvenirs de vacances, d'évènements, de familles, d'amis et d'autres, Extra film vous propose un tirage de photos gratuites.
http://www.extrafilm.fr

HEBERGEMENT

- **Interdomaines**
  Pour tous ceux d'entre vous qui ont un site et qui cherchent un bon hébergeur il n'y a aucun risque puisqu'ils offrent une garantie satisfait ou rembourser pendant 30 jours. Ils peuvent être joint par téléphone et le support y est excellent.
  http://www.interdomaines.com

Les promos des tour-opérateurs
Loisirs et voyages séjours à l'étranger

La plupart des tour-opérateurs offrent des promos. Mais attention, cependant, les voyagistes peuvent tenter d'écouter certains voyages au prix normal dans ces promos ou bons plans, vérifiez qu'une vraie réduction est appliquée.

- **Anyway, rubrique Promo.**
  Cette société faite partie du groupe mondial américain Expédia. On risque donc de retrouver des offres similaires.
  www.anyway.com
  Tél. :0 892 302 301

- **Bourse des voyages, rubriques voyages dégriffées et maxipromos, cette agence offre plus de 2 000 voyages.**
  www.bourse-des-voyages.com
  Tél. :0 800 942 932

- **Expédia, rubrique Promo, le grand groupe américain expédie ses clients vers plus de 680 destinations.**
  www.expedia.fr

- **Go Voyages, rubrique Promos, ce tour opérateur est spécialisé dans la vente de packages transport+ hôtel.**
  www.govoyages.com
  Tél. :0 892 23 02 00

- **Last minute, rubrique offres spéciales. Malgré son nom, cette agence ne propose pas que des voyages de dernière minute.**
  www.lastminute.com
  Tél. :0 899 78 50 00

- **Le club Méditerranée, rubrique offres spéciales, le fameux club Med en ligne ses offres dans ses villages, ses hôtels, mais aussi dans ses croisières, ses circuits, parfois à prix soldé**
  www.clubmed.fr
  Tél. :0 810 810 810

- **Nouvelles Frontières, rubrique Promos voyages, à noter que des enchères sont organisées chaque mardi sur le site. Il suffit de s'inscrire, on peut consulter la liste la veille à partir de 16h30. Les voyages sont mis à prix avec une réduction de 75% au maximum par rapport au prix brochure, avec des dates de départ et de retour fixes. Vous pouvez surenchérir**

par tranche de 5€, la valeur de l'enchère la plus haute sera affichée en temps réel.
www.nouvelles-frontieres.fr
Tél. :0 825 000 747

- Opodo, rubrique Promos et absence de voyages européenne appartient à neuf grandes compagnies aériennes et au fournisseur de technologies pour l'industrie du voyage Amadeus. Elle propose des billets d'avion et des séjours.
www.opodo.fr
Tél. :0892 23 06 82

- Partir pas cher, derrière lequel se trouve le tour-opérateur Switch, ne promet les meilleurs prix. En fait, d'après notre comparatif il se situe au même niveau de tarifs que les autres, et même parfois au -dessus.
www.partirpascher.com
Tél. : 01 53 14 00

- Promo vacances, rubriques bons plans, Maxi promo la marque du groupe Karavel propose ses voyages directement sur Internet, et pas seulement à des prix promo comme, là encore son nom le laisserait supposer.
www.promovacances.com
Tél. : 0 892 232 626

- Selectour, rubrique voyagez à des prix légers. Ce voyagiste a un réseau d'agences sur toute la France, et il est aussi présent sur Internet.
www.selectour.com
Tél. :0 892 305 305

LE DOSSIER DES IMPORTATEURS GROSSISTES

Trouver ici tout vos grossistes, offre spéciale

Nous avons sélectionné à votre intention des informations concernant des grossistes fabricants, fournisseurs, distributeurs et exportateurs de produits innovants, disponibles à prix usine : certains produits sont jusqu'à 20 ou 30 fois moins cher que dans le commerce !

Une formule idéale pour les particuliers qui veulent acheter malin, petits commerçants qui désirent se lancer sur ebay ou d'autres sites enchères, les débutants dans la revente de marchandises et tous ceux qui veulent importer sans immobilisation financière importante.

Ce pack vous révèle une liste d'adresses confidentielles, ainsi que quelques conseils généraux pour les débutants.

Grâce à ce dossier, vous allez pouvoir importer des produits directement depuis le pays producteur sans intermédiaires commerciaux, pour votre usage personnel ou dans la perspective d'une revente.

Beaucoup de produits sont moins cher à produire dans les pays étrangers étant donnés les bas salaires. En Asie surtout, les articles électroniques sont à plus de 50% moins chers que les prix habituelles.

Une fois cet ouvrage en votre possession, vous ne verrez plus jamais Internet de la même façon.

Profitez de prix vraiment stupéfiant pour pouvoir faire des économies sur des produits très différents :

La plupart des grandes marques :

Vêtements, cosmétiques,sacs à main,accessoires,matériel informatique,vidéo,hi-fi,logiciels,jeux vidéos et consoles, livres,jouets,téléphonie,équipement de maison,décoration,bijoux,lingerie etc....

C'est idéal pour faire des cadeaux prestigieux à des prix réduits !

Dans cet ouvrage vous aurez plus de 600 sites de grossistes avec ces coordonnées, de quoi démarrer sur de bonnes bases une micro entreprise, sur les marchés, par correspondance, en vente directe.

Ce dossier exceptionnel est disponible, vous pouvez le commander dès à présent.

Prix : 15€

BON DE COMMANDE

☐ Oui, je souhaite recevoir, le dossier des importateurs :

☐ Chèque   Le dossier doit être envoyé à cette adresse :

☐ Mandat

Nom/prénom :...
Adresse :..
....
E-mail ....
Code postal/ville :...

Ce bon de commande est à retourner à : PILLAY marie elda, 62 rue
Victor le Vigoureux, 15 immeuble Patel 97410 SAINT PIERRE
TEL : 0692 32 61 84.

© 2008, PILLAY Marie Elda
Impression : books on Demand, Norderstedt, Allemagne
ISBN 978-2-9174-6200-3
Dépôt légal : juin 2008